SAJAN D. VAISH
KOMPAL GAUTAM

MICROFLORA ORAL

SAJAN D. VAISH
KOMPAL GAUTAM

MICROFLORA ORAL

MICROFLORA ORAL

ScienciaScripts

Imprint

Cover image: www.ingimage.com

This book is a translation from the original published under ISBN 978-620-8-11936-2.

Publisher:
Sciencia Scripts
is a trademark of
Dodo Books Indian Ocean Ltd. and OmniScriptum S.R.L publishing group

120 High Road, East Finchley, London, N2 9ED, United Kingdom
Str. Armeneasca 28/1, office 1, Chisinau MD-2012, Republic of Moldova, Europe
Printed at: see last page
ISBN: 978-620-8-22055-6

Conteúdo

RECONHECIMENTO 2
INTRODUÇÃO 4
CAPÍTULO 1 7
CAPÍTULO 2 11
CAPÍTULO 3 16
CAPÍTULO 4 21
CAPÍTULO 5 32
CAPÍTULO 6 39
CAPÍTULO 7 52
CAPÍTULO 8 58
CAPÍTULO 9 65
CONCLUSÃO 68
REFERÊNCIAS 70

RECONHECIMENTO

Com a maior sinceridade e imenso prazer, exprimo o meu profundo sentimento de gratidão e apreço pela minha estimada professora e orientadora, **a Dra. UMA GUPTA, M.D.S.** *Professora e Diretora do Departamento de* **Patologia Oral e Microbiologia**, *RUHS College of Dental Sciences, Jaipur, por me ter orientado e ensinado todos os procedimentos, apontando as minhas fraquezas e ajudando-me a ultrapassá-las. A sua incansável paciência, orientação, cooperação e apoio em cada passo foram indispensáveis para a conclusão desta dissertação.*

Com os meus sinceros cumprimentos, expresso os meus agradecimentos aos meus estimados professores **Dr. SHIKHA SAXENA**, *Professor Assistente,* **Dr. AKSHAY BHARGHAV**, *Professor Assistente,* **Dr. S. K. SIREESHA**, *Professor Assistente e* **Dr. BHARAT SANKHLA**, *Professor Assistente, Departamento de* **Patologia Oral e Microbiologia**, *RUHS College of Dental Sciences, Jaipur.*

Reconheço profundamente a sua atitude perspicaz e o seu interesse pelo bem-estar dos seus alunos em todos os aspectos, o que me faz sentir afortunado por ter sido orientado por este corpo docente. Gostaria de agradecer a todos os membros do pessoal do Departamento de **Patologia Oral e Microbiologia** *pela sua cooperação e ajuda.*

Deixando o melhor para o fim, gostaria de agradecer calorosamente aos meus pais e familiares por me terem dado todo o seu amor e bênçãos e por me terem transformado num ser humano digno.

A minha mais profunda gratidão ao meu PAI *pelo seu amor e apoio incansáveis ao longo da minha vida. Também me sinto feliz por estar associado aos meus colegas, que têm sido o grupo de pessoas mais divertido e amável que já encontrei. É com imenso prazer que estendo os meus sinceros agradecimentos aos meus respeitados seniores,* **Dr. DHARMENDRA VASHISHTHA, Dr. AMIT GUPTA**, *ao meu colega de grupo* **Dr. JAWAHAR** *e ao querido Júnior* **Dr. ARCHNA.** *Gostaria também de agradecer aos meus amigos* **Dr. MOHINI, Dr. KOMPAL** *e* **Dr. APRANA.**

Os meus agradecimentos especiais ao **Sonali Thesis Centre**, *Jaipur, pelos seus excelentes conhecimentos informáticos, pela sua cooperação permanente e pela bela composição do trabalho.*

Por último, mas não menos importante, estou grato a **Deus** *Todo-Poderoso, sem cuja bênção nada é possível.*

DR SAJAN VAISH

Oral microflora

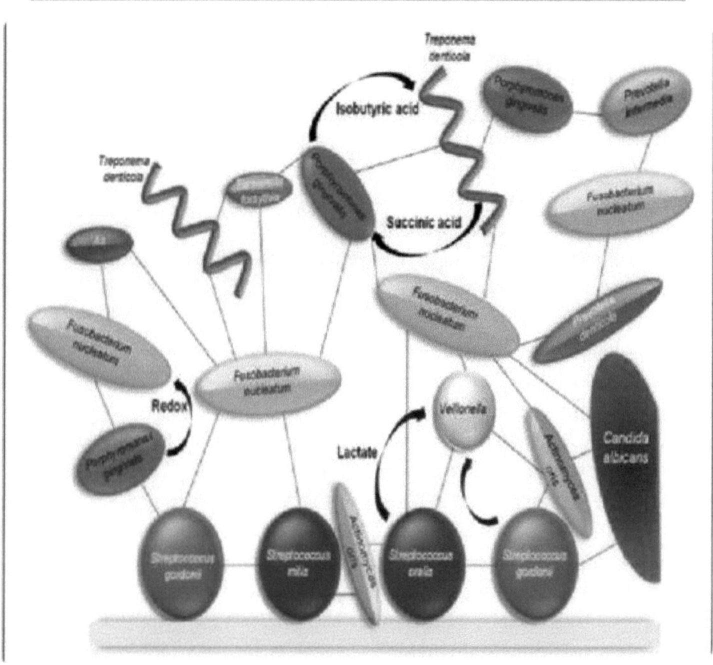

INTRODUÇÃO

A cavidade oral é um dos habitats microbianos mais complexos do corpo humano. A terminologia utilizada para descrever os microrganismos da cavidade oral refere-se à microflora oral, à microbiota oral ou, mais recentemente, ao microbioma oral, um termo cunhado por Joshua Lederberg para significar "a comunidade ecológica de microrganismos comensais, simbióticos e patogénicos que partilham literalmente o nosso espaço corporal e que têm sido praticamente ignorados como determinantes da saúde e da doença" (Lederberg e McCray, 2001) [1]

Este termo foi adotado pelo Projeto Microbioma Humano e considerado como a nomenclatura preferida para definir a complexa comunidade bacteriana oral, os seus elementos genéticos e interações ambientais, que podem estar envolvidos em doenças. Compreende uma vasta gama de habitats, incluindo os dentes, o sulco gengival, a língua, as bochechas, o palato duro e mole e as amígdalas, com as suas próprias condições mini-ambientais intrínsecas e únicas. A boca, sendo uma extensão de um local externo do corpo, é colonizada por virtualmente milhares de milhões de bactérias, fungos e vírus, agora designados por microbioma oral. [1]

O corpo humano é composto por aproximadamente cem triliões de células, das quais 90% são constituídas pela microflora residente do hospedeiro e apenas 10% são de mamíferos. As bactérias são de longe o grupo predominante de organismos na cavidade oral e existem provavelmente cerca de 500 a 700 espécies ou filotipos orais comuns, dos quais apenas 50% a 60% são cultiváveis. A restante flora não cultivável está atualmente a ser identificada utilizando tecnologia molecular, especialmente as baseadas na sequenciação do RNA ribossómico 16S, pirosequenciação e tecnologia de sequenciação de nova geração (NGS). [2]

Os organismos que se estabelecem e predominam em determinadas superfícies variam consoante as propriedades biológicas e físicas de cada local. Na cavidade oral, pode encontrar-se um conjunto diversificado de organismos, normalmente a viver em harmonia, incluindo Bactérias, Archaea, Fungos, Micoplasmas, Protozoários e, possivelmente, uma flora viral que pode persistir de tempos a tempos.

Coletivamente, a microflora oral tem sido designada por microbiota oral e, mais recentemente, por microbioma oral. Longe de ter uma relação passiva com o hospedeiro, a investigação recente confirmou estudos anteriores (e em grande parte esquecidos) que demonstraram que a microflora residente dos animais e dos seres humanos desempenha um papel positivo no desenvolvimento normal do hospedeiro. Esta microflora residente também desempenha um papel ativo na manutenção do estado saudável, contribuindo para as defesas do hospedeiro e impedindo a colonização por microrganismos exógenos. [2]

A boca é continuamente banhada por saliva, o que tem uma profunda influência sobre a ecologia da boca. O pH médio da saliva situa-se entre 6,75 e 7,25, o que favorece a crescimento de muitos microrganismos, e a composição iónica da saliva favorece o seu tamponamento

e a sua capacidade de remineralizar o esmalte.

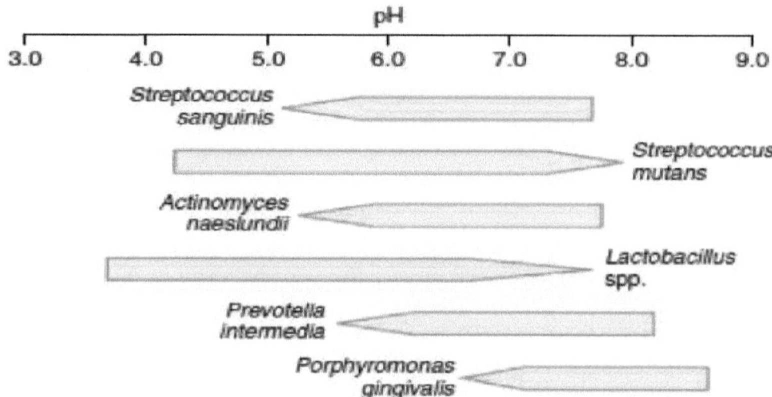

Fig.1: REPRESENTAÇÃO DIGRAMÁTICA DA GAMA DE pH PARA O CRESCIMENTO DE ALGUMAS ESPÉCIES DE BACTÉRIAS. [2]

Os principais constituintes orgânicos da saliva são proteínas e glicoproteínas, como a amilase, a mucina, a imunoglobulina (principalmente sIgA), o lisossoma, a lactoferrina e a sialoperoxidase. Estas influenciam a microflora oral através de:

(a) Adsorver-se às superfícies orais, especialmente aos dentes, para formar uma película condicionadora (a película adquirida) à qual os microrganismos se podem fixar.**(b)** Agindo como fontes primárias de nutrientes (hidratos de carbono e proteínas) que promovem o crescimento da microflora residente sem induzir uma queda prejudicial do pH **c)** Ligando-se à superfície das bactérias para mascarar os antigénios bacterianos, fazendo com que o organismo pareça mais semelhante ao hospedeiro **d)** Agregando microrganismos e facilitando assim a sua eliminação da boca através da deglutição; o fluxo de saliva também lavará as células fracamente aderentes, e **(e)** Inibindo a fixação e o crescimento de alguns microrganismos exógenos, através do seu papel como componentes das defesas do hospedeiro.

Estes simbiontes residenciais do microbioma oral são essenciais para a realização de vários processos fisiológicos, como a digestão e a resistência aos agentes patogénicos. O equilíbrio do microbioma oral é controlado pela interação de três elementos principais: bactérias, hospedeiro e factores ambientais. As condições patológicas, como a cárie e a doença periodontal, ocorrem quando esta sinergia é perturbada. Foi recentemente demonstrado que o impacto patológico do microbioma oral pode alargar-se a outros sistemas, como as doenças respiratórias e as doenças cardíacas. [1]

Por conseguinte, uma avaliação abrangente do microbioma oral saudável e da sua estrutura é fundamental para compreender a linha de base normal e a forma como as alterações podem conduzir à doença. Os organismos que se estabelecem e predominam em determinadas superfícies variam consoante as propriedades biológicas e físicas de cada local. Na cavidade oral, pode ser encontrado um conjunto diversificado de organismos, normalmente a viver em harmonia, incluindo bactérias, archaea, fungos, micoplasmas, protozoários e, possivelmente, uma flora viral que pode persistir de tempos a tempos. Coletivamente, a microflora oral foi denominada microbiota oral e, mais recentemente, microbioma oral. A cavidade oral alberga múltiplos micronichos anatómicos onde as caraterísticas físico-químicas, como o pH, o oxigénio, a temperatura ou o potencial Redox, influenciam a fixação dos microrganismos, criando assim um microbiota complexo. A cavidade oral alberga uma composição microbiana única e selectiva que muitos organismos habitualmente isolados de ecossistemas vizinhos, como o intestino e a pele, não se encontram na boca. Apesar da passagem contínua de bactérias para o intestino através da saliva, apenas alguns micróbios periodontais podem ser recuperados a partir de amostras gastrointestinais e fecais. Em estudos recentes sobre a estrutura, a função e a diversidade do microbioma oral humano, avaliados através de NGS, ficou claramente demonstrado que o microbioma oral é único para cada indivíduo. Mesmo os indivíduos saudáveis diferem notavelmente na composição dos micróbios orais residentes. Embora grande parte desta diversidade permaneça inexplicada, a dieta, o ambiente, a genética do hospedeiro e a exposição microbiana precoce têm sido implicados na flora constituinte da comunidade clímax. [1]

O microbioma oral existe quer suspenso na saliva, como organismos em fase tónica, quer ligado às superfícies orais, essencialmente como um biofilme de placa. Dada a elevada diversidade do microbioma salivar, por exemplo, dentro de cada indivíduo e entre indivíduos, notam-se poucas variações geográficas. Indivíduos de diferentes locais do mundo podem apresentar um microbiota salivar semelhante, o que indica que a espécie do hospedeiro é o principal fator determinante do microbioma oral. Alguns micróbios orais estão mais associados a doenças do que outros, embora estejam normalmente presentes na flora oral normal sem prejudicar a saúde oral. Este equilíbrio e homeostase entre organismos benéficos e patogénicos são os principais factores que contribuem para o desenvolvimento de doenças orais. Os micróbios específicos que ajudam a restaurar um microbioma natural saudável num determinado habitat são conhecidos como probióticos. [3]

A cavidade oral não tem germes à nascença, embora seja imediatamente colonizada por espécies distintas de bactérias. Uma vez estabelecido, o microbioma oral é formado por uma vasta gama de espécies de bactérias gram-positivas e gram-negativas, incluindo anaeróbios obrigatórios (metabolizam a energia de forma aeróbia e são mortos pela concentração atmosférica normal de oxigénio) e anaeróbios facultativos (obtêm energia da respiração aeróbia se o oxigénio estiver presente, mas são capazes de mudar para a fermentação ou respiração anaeróbia na ausência de oxigénio). A flora oral é dinâmica e a sua composição muda à medida que a biologia da cavidade oral se altera ao longo do tempo. [4]

Alterações importantes na biologia da boca devido a fontes exógenas (exemplos incluem: tratamento com antibióticos ou a ingestão frequente de hidratos de carbono fermentáveis na dieta) ou a alterações endógenas, como alterações na integridade das defesas do hospedeiro após a terapia medicamentosa, que perturbam a estabilidade natural da microflora, ou a presença de microrganismos em locais normalmente não acessíveis a estes; por exemplo, quando as bactérias orais entram na corrente sanguínea após a extração de dentes ou outros traumas e são disseminadas para órgãos distantes, onde podem causar abcessos ou endocardite. [5]

CAPÍTULO 1

TAXONOMIA

A classificação sistemática e a categorização dos organismos em grupos ordenados são designadas por taxonomia. Um conhecimento prático de taxonomia é útil para a microbiologia de diagnóstico e para estudos de epidemiologia e patogenicidade. A palavra "microrganismo" (micróbio) é utilizada para descrever um organismo que não pode ser visto sem a utilização de um microscópio. Os principais grupos de micróbios são as algas, os protozoários, os fungos, as bactérias e os vírus, com dimensões progressivamente mais reduzidas. [5]

- Todas as células vivas são procarióticas ou eucarióticas
- Os procariotas, como as bactérias, são células simples, sem membranas ou organelos internos.
- Os eucariotas têm um núcleo, organelos, como as mitocôndrias, e membranas internas complexas (por exemplo, fungos e células humanas)
- As bactérias são divididas em duas classes principais de acordo com as caraterísticas de coloração:
  - o Gram-positivo (púrpura)
  - o Gram-negativo (cor-de-rosa)
- As estruturas externas à parede celular das bactérias são os flagelos (filamentos em forma de chicote), as fímbrias ou pili (filamentos finos, curtos e semelhantes a pêlos), o glicocálix (camada viscosa) e a cápsula.
- Os flagelos são utilizados para o movimento, as fímbrias e os pili para a adesão e o glicocálix para a adesão e proteção O peptidoglicano da parede celular é comum às bactérias Gram-positivas e Gram-negativas, mas é mais espesso nas primeiras; confere rigidez e forma ao organismo.
- O peptidoglicano é constituído por longas cadeias de ácido N-acetil murâmico e N-acetil glucosamina ligadas entre si por cadeias laterais de péptidos e pontes cruzadas.
- Os lipopolissacáridos (LPS) são componentes integrais das membranas externas das bactérias Gram-negativas (mas não das Gram-positivas); os LPS são a endotoxina, pelo que as bactérias Gram-positivas não podem produzir endotoxina
- As paredes celulares de algumas bactérias, como as micobactérias, contêm lípidos (ácidos micólicos) que são resistentes à coloração de Gram; estas bactérias são designadas organismos ácido-resistentes
- O citoplasma bacteriano contém material nuclear cromossómico - nucleoide, ribossomas, inclusões/grânulos de armazenamento
- A formação de esporos ou esporulação é uma resposta a condições adversas em Bacillus spp. e Clostridium spp.
- A taxonomia (classificação sistemática dos organismos em grupos) pode ser realizada de acordo com a morfologia, reacções de coloração, requisitos culturais, reacções bioquímicas, estrutura antigénica e composição do ADN.

A classificação das bactérias é algo artificial, na medida em que são categorizadas de acordo com caraterísticas fenotípicas (em oposição às genotípicas), que facilitam a sua identificação laboratorial. Estas incluem:

- Morfologia (cocos, bacilos, espiroquetas)
- Propriedades de coloração (Gram-positivas, Gram-negativas)

- Requisitos culturais (aeróbios, anaeróbios facultativos, anaeróbios)
- Reacções bioquímicas (sacarolíticas e asacarolíticas, de acordo com as reacções de fermentação do açúcar).
- Estrutura antigénica (serotipos). [6]

Tabela: 1 CLASSIFICAÇÃO SIMPLES DAS BACTÉRIAS GRAM POSITIVAS [1]

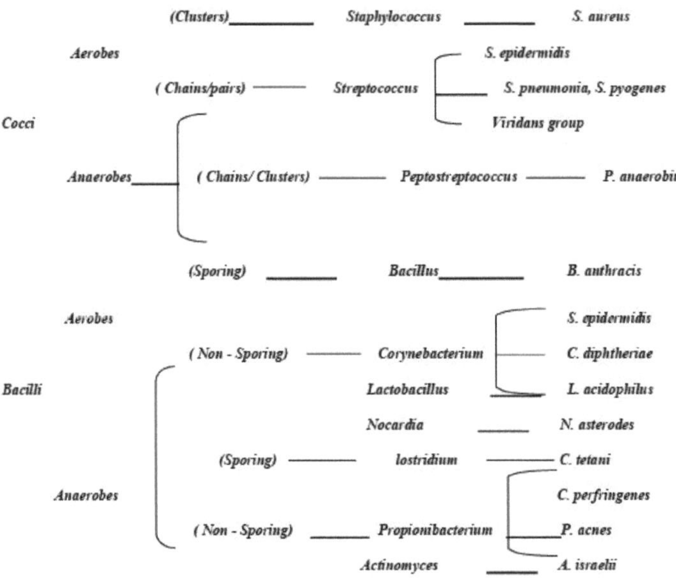

Tabela: 2 CLASSIFICAÇÃO SIMPLES DE BACTÉRIAS GRAM NEGATIVAS 1

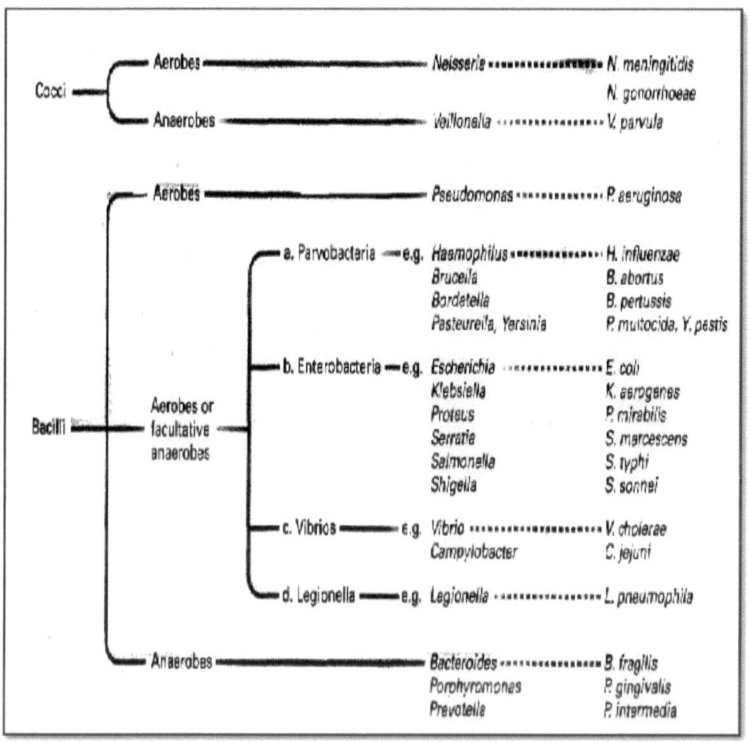

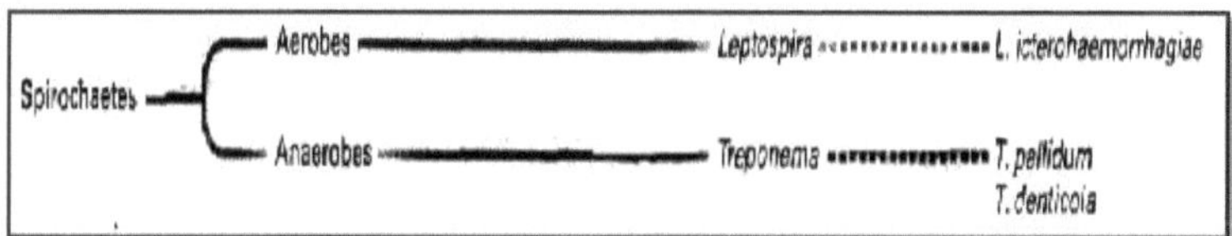

Tabela: 3 ESPÉCIES DE ESTREPTOCOCOS ORAIS ISOLADOS DE SERES HUMANOS 1

GRUPO ESPÉCIES

Grupo *Mutans*	*S. mutans* *S. sobrinus* *S. criceti* *S. ratti*	Serotipos c, e, f, k Serotipo d, g Serotipo, a Serotipo, b
Salivarius- grupo	*S. salivarius* *S. vestibularis*	
Grupo *Anginosus*	*S. constellatus* *S. intermedius* *S. anginosus*	
Grupo *Mitis*	*S. sanguinis*	

	S. gordonii *S. parasanguinis* *S. oralis* *S. mitis* *S. cristatus* *S. oligofermentans* *S. sinensis* *S. australis* *S. peroris* *S. infanti*	

CLASSIFICAÇÃO DO VÍRUS

Os vírus são uma das formas mais pequenas de microrganismos e infectam a maioria das outras formas de vida: animais, plantas e bactérias. Podem também causar doenças orais e orofaciais agudas graves, produzir sinais orais de infeção sistémica e ser transmitidos aos doentes e ao pessoal dentário. [7]

Tabela: 4 CLASSIFICAÇÃO DO VÍRUS

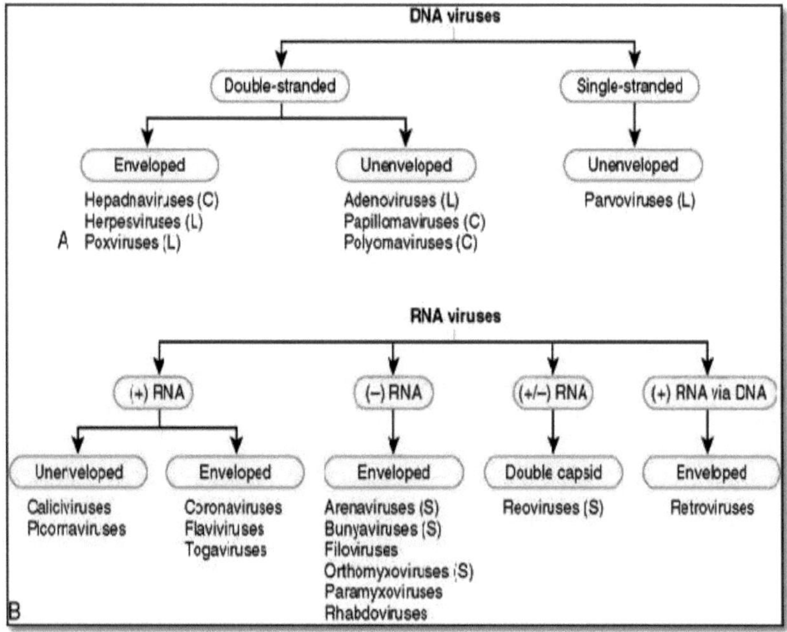

CAPÍTULO 2

ESTRUTURA DA MICROFLORA

Os microrganismos podem ser classificados em grupos principais: Algas, Protozoários, Fungos, Bactérias, Vírus e uma série de organismos intermédios entre bactérias e vírus (por exemplo, *rickettsias, clamídias* e, mais recentemente, os mimivírus - assim chamados por imitarem vírus). As bactérias, os fungos e os protozoários pertencem ao reino dos protistas e diferenciam-se dos animais e das plantas pelo facto de serem organismos unicelulares ou multicelulares relativamente simples com uma existência parasitária. Os vírus são organismos únicos, acelulares e metabolicamente inertes, pelo que só se podem replicar no interior de células vivas. Outras diferenças entre os vírus e os organismos celulares incluem. [8]

- **ESTRUTURA**

As células possuem um núcleo ou, no caso das bactérias, um nucleoide com ADN.
Este é rodeado pelo citoplasma onde a energia é gerada e as proteínas são sintetizadas. Nos vírus, o núcleo interno do material genético é constituído por ADN ou ARN, mas não têm citoplasma e, por conseguinte, dependem do hospedeiro para obter energia e proteínas (ou seja, são metabolicamente inertes).

- **REPRODUÇÃO**

As bactérias reproduzem-se por fissão binária (uma célula parcial divide-se em duas células semelhantes), mas os vírus desmontam-se, produzem cópias do seu ácido nucleico e das suas proteínas e voltam a juntar-se para produzir outra geração de vírus. Como os vírus são metabolicamente inertes, têm de se replicar nas células hospedeiras. As bactérias, no entanto, podem replicar-se extracelularmente (exceto *as rickettsias* e *as clamídias*, que são bactérias que também necessitam de células vivas para crescer).

(1) FORMA MORFOLÓGICA DA BACTÉRIA

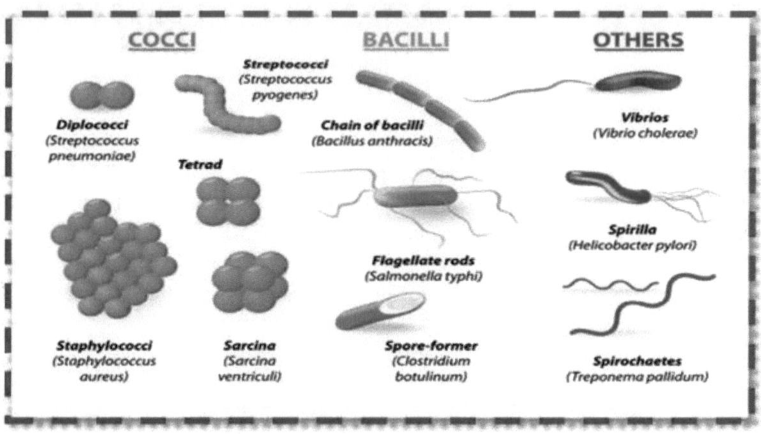

Fig: 2 Formas Bacterianas Comuns

(2) Estrutura celular básica das bactérias

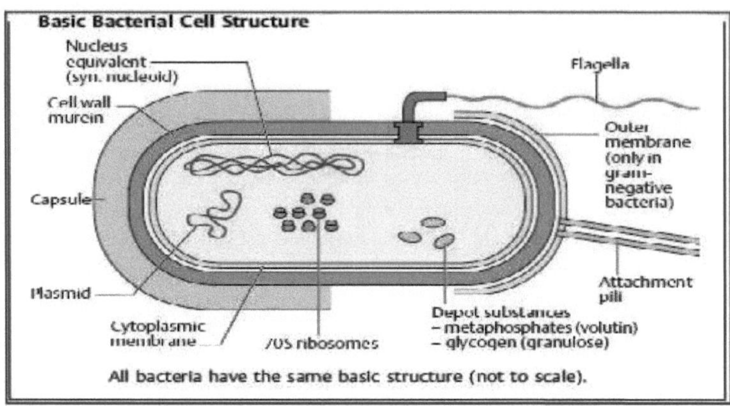

Fig: 3 Estrutura da célula bacteriana

As bactérias têm uma parede celular rígida que protege um protoplasto fluido que inclui uma membrana citoplasmática e uma variedade de outros componentes descritos abaixo.

ESTRUTURAS EXTERNAS À PAREDE CELULAR [8, 9]

1. Flagelos

Os flagelos são filamentos semelhantes a chicotes que actuam como hélices e guiam as bactérias em direção a fontes nutricionais e outras. Os filamentos são compostos por muitas subunidades de uma única proteína, a flagelina. Os flagelos podem estar localizados numa extremidade (*monotróficos*, um único flagelo; lophotrichous, muitos flagelos) ou em toda a superfície externa (*peritróficos*). Muitos bacilos (bastonetes) têm flagelos, mas a maioria dos cocos não os tem e, portanto, não são móveis. *Os espiroquetas* movem-se através de uma estrutura semelhante a um flagelo, denominada filamento axial, que se enrola à volta da célula para produzir um movimento ondulatório.

2. Fímbrias e pili

Os fímbrias e os pili são filamentos finos, semelhantes a pêlos, mais curtos do que os flagelos, que se estendem a partir da superfície celular. Os pilus, encontrados principalmente em organismos Gram-negativos, são compostos por subunidades de uma proteína, a pilina, e medeiam a adesão das bactérias a receptores na superfície das células humanas, um primeiro passo necessário para o início da infeção. Um tipo especializado de pilus, o pilus sexual, forma a ligação entre a bactéria masculina (dadora) e a bactéria feminina (recetora) durante a conjugação, quando os genes são transferidos de uma bactéria para outra.

3. Glicocálix (camada viscosa)

O glicocálix é um revestimento polissacárido que cobre as superfícies exteriores de muitas bactérias e que lhes permite aderir firmemente a várias estruturas, por exemplo, mucosa oral, dentes, válvulas cardíacas e cateteres. Isto é especialmente verdade no caso do *Streptococcus mutans*, um importante organismo cariogénico, que tem a capacidade de produzir grandes quantidades de polissacárido extracelular na presença de açúcares dietéticos como a sacarose.

4. Cápsula

Uma camada amorfa e gelatinosa (geralmente mais substancial do que o glicocálix) envolve toda a bactéria; é composta por polissacáridos e, por vezes, por proteínas (por exemplo, *bacilo do carbúnculo).* Os componentes de açúcar do polissacárido variam em diferentes espécies bacterianas e determinam frequentemente o tipo serológico dentro de uma espécie (por exemplo, 84 tipos serológicos diferentes de *Streptococcus pneumoniae* podem ser distinguidos pelas diferenças antigénicas dos açúcares na cápsula polissacárida). A cápsula é importante porque: [10]

- Medeia a adesão de bactérias a tecidos humanos ou próteses, como dentaduras ou implantes - um pré-requisito para a colonização e infeção
- A cápsula impede ou inibe a fagocitose; por conseguinte, a presença de uma cápsula está relacionada com a virulência
- Ajuda na identificação laboratorial de organismos (na presença de antissoro contra o polissacárido capsular, a cápsula incha muito - um fenómeno chamado reação de quellung)
- Os seus polissacáridos são utilizados como antigénios em certas vacinas porque provocam anticorpos protectores (por exemplo, a vacina polissacárida de S. pneumoniae).

5. Parede celular

A parede celular confere rigidez à célula bacteriana. É uma estrutura de várias camadas fora da membrana citoplasmática. É porosa e permeável a substâncias de baixo peso molecular. A camada interna da parede celular é feita de peptidoglicano e é coberta por uma membrana externa que varia em espessura e composição química, dependendo da propriedade de coloração de Gram da bactéria. [10]

As paredes celulares das bactérias Gram-positivas e Gram-negativas apresentam diferenças estruturais e químicas importantes:

- A camada de peptidoglicano é comum às bactérias Gram-positivas e Gram-negativas, mas é muito mais espessa nas bactérias Gram-positivas.
- Em contrapartida, os organismos Gram-negativos têm uma membrana externa complexa composta por lipopolissacáridos (LPS), lipoproteínas e fosfolípidos. Estes formam porinas, através das quais as moléculas hidrofílicas são transportadas para dentro e para fora do organismo. O antigénio 0 do LPS e o componente lipídico A também se encontram incorporados na membrana externa, situando-se entre a membrana externa e a membrana citoplasmática das bactérias Gram-negativas, o espaço periplasmático.
- É neste espaço que algumas espécies bacterianas produzem enzimas que destroem medicamentos como as penicilinas (por exemplo, lactamases).
- O LPS das bactérias Gram-negativas, que é extremamente tóxico, foi designado por endotoxina. (Assim, por definição, a endotoxina não pode ser produzida por bactérias Gram-positivas, uma vez que estas não possuem LPS nas suas paredes celulares). O LPS está ligado à superfície da célula e só é libertado quando esta é lisada. É responsável por muitas das caraterísticas da doença, como a febre e o choque.

As paredes celulares de algumas bactérias (por exemplo, *Mycobacterium tuberculosis) contêm* lípidos denominados ácidos micólicos que não podem ser corados pelo método de Gram e, por isso, são denominados ácido-resistentes (ou seja, resistem à descoloração com álcool ácido depois de serem corados com carbolfucsina). [8]

6. Membrana citoplasmática

A membrana citoplasmática situa-se no interior da camada de peptidoglicano da parede celular e é uma "membrana unitária" composta por um fósforo ou bicamadas lipídicas de aspeto semelhante ao das células eucarióticas. [8]

A membrana tem as seguintes funções principais:

- Transporte ativo e difusão selectiva de moléculas e solutos para dentro e para fora da célula Transporte de electrões e fosforilação oxidativa, em espécies aeróbias
- Síntese dos precursores da parede celular

❖ Secreção de enzimas e toxinas

❖ Suporte dos receptores e de outras proteínas dos sistemas quimiotácticos e de transdução sensorial.

7. Mesossoma

Trata-se de uma invaginação convoluta da membrana citoplasmática que funciona como origem do septo transversal que divide a célula ao meio durante a divisão celular. É também o local de ligação do ADN que se tornará o material genético de cada célula filha.

8. Citoplasma

O citoplasma é constituído por uma região interna, o nucleoide (composto por ADN), rodeado por uma matriz amorfa que contém ribossomas, grânulos de nutrientes, metabolitos e iões vanosos. Material nuclear ou nucleoide. O ADN bacteriano é constituído por um único cromossoma circular, superenrolado, que contém cerca de 2000 genes, com aproximadamente 1 mm de comprimento no estado desdobrado. (É análogo a um único cromossoma haploide.) Durante a divisão celular sofre uma replicação semi-conservadora bidirecional a partir de um ponto fixo.

a.) Ribossomas:

Os ribossomas são os locais de síntese proteica. Os ribossomas bacterianos diferem dos ribossomas das células eucarióticas tanto no tamanho como na composição química. Estão organizados em unidades de 70S, em comparação com os ribossomas eucarióticos de 80S. Estas diferenças estão na base da ação selectiva de alguns antibióticos que inibem a síntese proteica bacteriana, mas não a humana.

b.) Inclusões citoplasmáticas:

O citoplasma contém diferentes tipos de inclusões, que servem como fontes de energia armazenada; exemplos incluem polimetafosfato, polissacarídeo e B-hidroxibutirato.

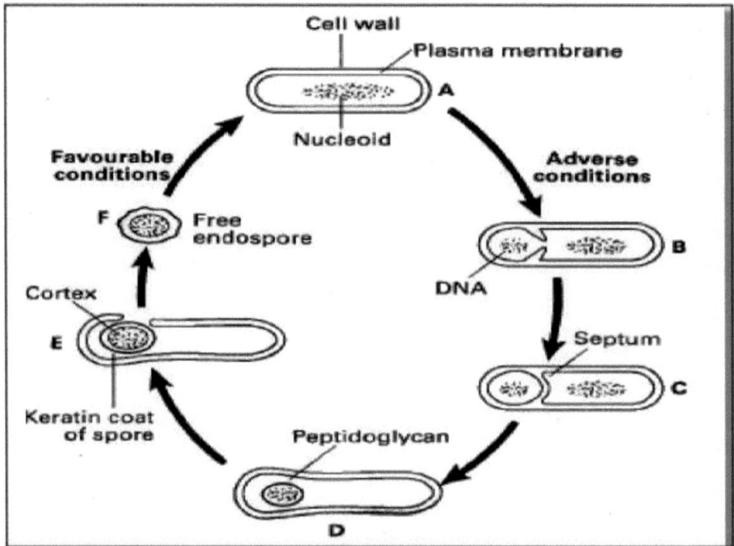

Fig: 4 Ciclo de esporulação [11]

- Célula vegetativa
- Crescimento da membrana citoplasmática
- Desenvolvimento de esporos
- Esporo completamente separado do citoplasma da célula

J Desenvolvimento do córtex e da camada de queratina dos esporos
J Libertação de esporos e conversão para o estado vegetativo em condições favoráveis condições [(8)]

CAPÍTULO 3

CICLO DE CRESCIMENTO BACTERIANO

QUATRO FASES PRINCIPAIS

1. **Fase lag:** pode durar alguns minutos ou muitas horas, uma vez que as bactérias não se dividem imediatamente, mas passam por um período de adaptação com uma atividade metabólica vigorosa.
2. **Fase log (logarítmica, exponencial):** ocorre uma divisão celular rápida, determinada pelas condições ambientais.
3. **Fase estacionária:** é atingida quando a depleção de nutrientes ou de produtos tóxicos faz com que o crescimento abrande até que o número de novas células produzidas equilibre o número de células que morrem. As bactérias atingiram agora a sua densidade celular máxima ou rendimento.
4. **Fase de declínio ou morte:** esta fase é marcada por um declínio no número de bactérias vivas. [10]

NECESSIDADES NUTRICIONAIS

1. **Oxigénio e hidrogénio:** Tanto o oxigénio como o hidrogénio são obtidos a partir da água; por conseguinte, a água é essencial para o crescimento bacteriano. Além disso, é necessária uma tensão de oxigénio correta para um crescimento equilibrado. Enquanto o crescimento das bactérias aeróbias é limitado pela disponibilidade de oxigénio, as bactérias anaeróbias podem ser inibidas por uma baixa tensão de oxigénio.
2. **Carbono:** O carbono é obtido pelas bactérias de duas formas principais:

a. **Autotróficos:** São bactérias de vida livre, não parasitárias, que utilizam o dióxido de carbono como fonte de carbono.

b. **Heterotróficos:** São bactérias parasitas que utilizam substâncias orgânicas complexas, como os açúcares, como fonte de dióxido de carbono e energia. Iões inorgânicos. Para o crescimento das bactérias são necessários azoto, enxofre, fosfato, magnésio, potássio e vários oligoelementos.

Nutrientes orgânicos

Os nutrientes orgânicos são essenciais em quantidades diferentes, consoante a espécie bacteriana.

- Os hidratos de carbono são utilizados como fonte de energia e como substrato inicial para a biossíntese de muitas substâncias.
- Os aminoácidos são cruciais para o crescimento de algumas bactérias.
- As vitaminas, purinas e pirimidinas em quantidades vestigiais são necessárias para o crescimento.

As variações genéticas nas bactérias podem ocorrer quer por mutação quer por transferência de genes. A mutação, uma alteração na sequência de bases do ADN, pode dever-se quer à substituição de bases, quer à deslocação de quadros ou à inserção de pedaços adicionais de ADN A transferência de genes nas bactérias pode ocorrer por conjugação, transdução, transformação ou transposição. [9]

ESTRUTURA DO VÍRUS

Os vírus são constituídos por um núcleo de ácido nucleico que contém o genoma viral, rodeado por um invólucro proteico denominado capsídeo. Toda esta estrutura é designada por nucleocapsídeo. Este pode estar "nu" ou "envolto" num invólucro lipoproteico derivado da membrana da célula hospedeira. Em muitos vírus (por exemplo, ortomixovírus *e paramixovírus*), o envolvimento começa por um processo de brotamento na membrana plasmática da célula hospedeira, enquanto outros, como os *herpesvírus*, se envolvem na membrana do núcleo ou do retículo endoplasmático. [11]

O invólucro proteico ou capsídeo é constituído por unidades repetidas de uma ou mais moléculas de proteína; estas unidades proteicas podem formar unidades estruturais, que podem ser visualizadas por microscopia eletrónica como unidades morfológicas denominadas capsómeros. Os vírus são parasitas intracelulares obrigatórios, metabolicamente inertes, e só se podem replicar no interior de células vivas.

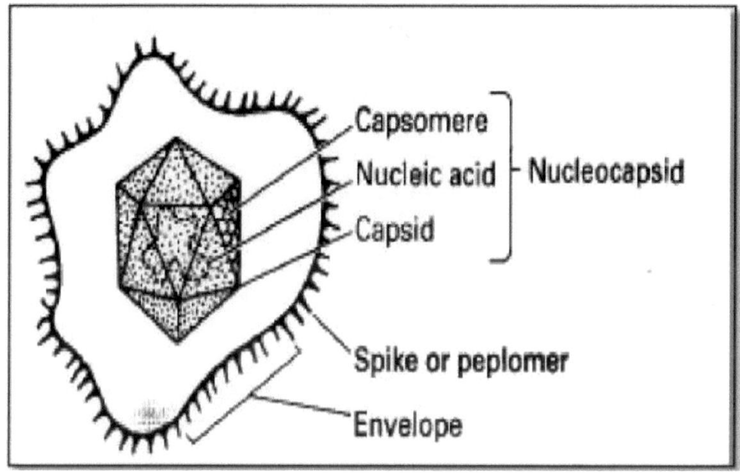

Fig: 5 Estrutura do vírus

- O genoma do vírus tem ADN ou ARN, mas nunca ambos. O genoma é protegido por um revestimento proteico externo (capsídeo) composto por capsómeros; o ucleocapsídeo é o termo dado ao complexo proteico e ao genoma viral.
- O nucleocapsídeo dos vírus está disposto numa de três configurações espaciais:

Icosaédrica, helicoidal ou de simetria complexa.

- Quando o vírus é envolvido por uma lipoproteína, é designado por envelope. Os vírus sem envelope são designados por vírus nus Os peplómeros (espículas) são extensões glicoproteicas do envelope e desempenham um papel na fixação do vírus às células hospedeiras alvo. A presença ou ausência de invólucro, a composição do ácido nucleico (ADN ou ARN), o número de cadeias de ácido nucleico e a sua polaridade Não são necessárias precauções especiais para os doentes com quaisquer formas de DCJ, mas é necessário o cumprimento rigoroso das precauções padrão. Na prática, utilizam-se habitualmente "nomes comuns" para descrever os vírus.
- As fases da replicação viral são a adsorção, a penetração, o desrevestimento, a transcrição e a tradução do genoma, a montagem das partículas do vírus e a libertação.
- Os priões são únicos, uma vez que são desprovidos de ácidos nucleicos e são constituídos por uma baixa replicação.

proteínas de peso molecular (PrP); o seu modo de replicação não é claro.

- As encefalopatias espongiformes transmissíveis humanas (por exemplo, o kuru, a doença de Creutzfeldt-Jakob (DCJ)) são causadas por priões. [11, 12]

FASES DE AQUISIÇÃO MICROBIOMA ORAL

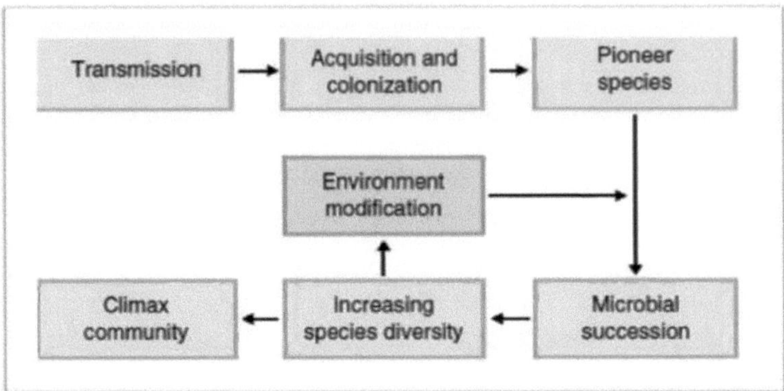

Fig: 6 Fases do microbioma

Fases ecológicas no estabelecimento de uma comunidade microbiana. À medida que a diversidade microbiana aumenta, o metabolismo das espécies pioneiras modifica o ambiente local, tornando as condições adequadas para os colonizadores secundários. [13]

A boca do bebé é normalmente estéril à nascença, exceto talvez por alguns organismos adquiridos do canal de parto da mãe. Algumas horas mais tarde, os organismos da boca da mãe (ou da ama) (transmissão vertical), e possivelmente alguns do ambiente, estão estabelecidos na boca. A principal via de transmissão é através da saliva, embora os organismos também possam ser provenientes da água, alimentos e outros fluidos nutritivos. Estas espécies pioneiras são normalmente *estreptococos*, que se ligam ao epitélio da mucosa (por exemplo, *Streptococcus salivarius, Streptococcus mitis* e *Streptococcus oralis*). A atividade metabólica da comunidade pioneira altera então o ambiente oral para facilitar a colonização por outros géneros e espécies bacterianas, por exemplo, *o S salivarius* produz polímeros extracelulares a partir da sacarose, aos quais outras bactérias, como a *Actinomyces*, se podem ligar. A flora oral no primeiro aniversário da criança é normalmente constituída por *estreptococos, estafilococos e neisseria*, juntamente com alguns anaeróbios gram-negativos, como a *Veillonella spp*. São frequentemente isoladas *espécies de Lactobacillus, Actinomyces, Prevotella* e *Fusobacterium*. [14]

A próxima mudança evolutiva nessa comunidade ocorre durante e após a erupção do dente, quando dois outros nichos são fornecidos para a colonização bacteriana: a superfície de tecido duro não descamante do esmalte e do cemento, e a fenda gengival. As bactérias gram-positivas, como *Streptococcus mutans, Streptococcus sanguinis, Actinomyces spp, Lactobacillus* e *Rothia*, colonizam seletivamente as superfícies de esmalte. Por sua vez, os organismos gram-negativos, incluindo *Prevotella spp, Porphyromonas spp, Neisseria* e *Capnocytophaga*, todos preferindo ambientes anaeróbicos, colonizam os tecidos creviculares. [1]

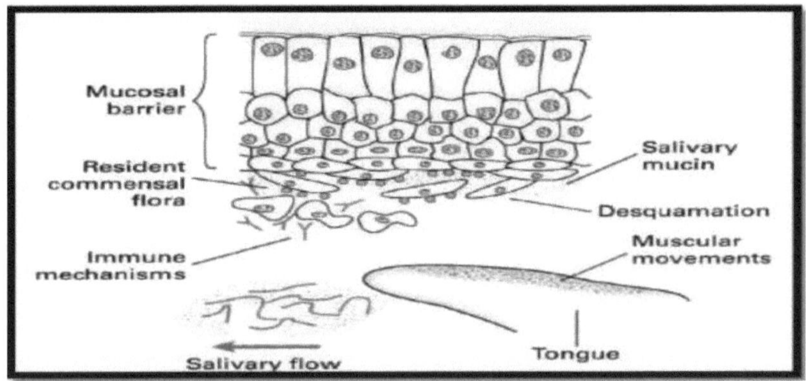

Fig:7 FACTORES QUE AFECTAM A COLONIZAÇÃO MICROBIANA ORAL

Durante a puberdade, as alterações nos níveis hormonais também alteram o microbioma oral e nota-se uma transição para uma composição de flora adulta. *Espiroquetas, Villanelle, Prevotella* e Bactericidas de pigmentação negra (por exemplo, Bactericidas intermediários) são mais frequentemente isolados durante este período da vida. O microbioma oral continua a crescer em diversidade ao longo do tempo até que a composição deste complexo ecossistema atinja o equilíbrio entre a microflora residente e as condições ambientais locais, onde se diz que existe uma comunidade clímax. Nesta fase, a flora oral permanece estável, embora a alteração de factores ambientais críticos num local devido a mudanças na dieta, níveis hormonais e higiene oral, por exemplo, possa perturbar esta "homeostase microbiana" e favorecer uma microbiota associada a doenças, a chamada disbiose. A transmissão horizontal de microrganismos, especialmente de agentes patogénicos periodontais, pode ocorrer por contaminação interpessoal. Assim, a flora oral normal dá uma resposta ativa, permanecendo sempre como um sistema altamente dinâmico. [15]

Em idades avançadas, os efeitos diretos e indirectos da senilidade afectam a homeostase microbiana, facilitando a colonização por micróbios exógenos e os desequilíbrios na microflora oral residente. A última grande alteração bacteriana oral é atingida se todos os dentes forem perdidos. As bactérias que colonizam a boca nesta fase são muito semelhantes às de uma criança antes da erupção dentária. A introdução de um aparelho protético nesta fase altera mais uma vez a composição microbiana. O crescimento de espécies de Candida aumenta particularmente após a introdução de próteses acrílicas (polimetacrilato de metilo), enquanto se reconhece atualmente que a prevalência de *Staphylococcus aureus* e *lactobacilos* é elevada em pessoas com 70 anos ou mais. A aquisição de algumas bactérias pode ocorrer de forma óptima apenas em determinadas idades; este fenómeno é designado por "janela de infecciosidade". Por exemplo, as crianças com uma idade média de 26 meses e 9 meses são mais susceptíveis à colonização por *estreptococos mutantes* e *Streptococcus sanguis,* respetivamente. Essa janela cria a possibilidade de estratégias preventivas nesses períodos críticos para reduzir a probabilidade de colonização do lactente, como a redução do carreamento de *estreptococos mutantes* na boca da mãe para prevenção da transmissão vertical, retardando assim o aparecimento da cárie dentária. [16]

No entanto, mais recentemente, foi encontrada uma correlação direta entre a via de parto e a natureza do microbioma oral do bebé utilizando a sequenciação do gene 16S rRNA. Foi

demonstrado que os bebés nascidos por via vaginal adquirem comunidades semelhantes à vagina da sua própria mãe, incluindo *espécies de Lactobacillus, espécies de Prevotella* e *espécies de Sneathia.* Por outro lado, os bebés nascidos por cesariana adquirem uma comunidade microbiana dominada por bactérias da pele, como *espécies de Staphylococcus*, *espécies de Propionibacterium* e *espécies de Corynebacterium* (Dominguez-Bello *et al.*, 2010). A presença de superfícies epiteliais da mucosa de alta rotação impede que a grande maioria das espécies bacterianas colonize a cavidade oral dos bebés; poucas destas permanecerão nas superfícies da mucosa para estabelecer o microbioma oral primitivo. [15]
Foi demonstrado que os colonizadores iniciais predominantes durante os primeiros dias de vida incluem principalmente espécies aeróbias e facultativamente anaeróbias com uma elevada afinidade para as superfícies mucosas (Gibbons, 1989). Estes grupos de primeiros microrganismos a colonizar a mucosa oral são designados por espécies pioneiras e, coletivamente, formam uma comunidade pioneira, predominada por *Streptococcus mitis, S. salivarius e S. oralis* (Smith *et al.*, 1993; Pearce *et al.*, 1995). Níveis significativos de *S. mitis* Biovar 1 foram demonstrados em bebés pré-dentados (Smith *et al.*, 1993). *S. salivarius* foi isolado nas primeiras horas após o nascimento (Pearce *et al.*, 1995). O crescimento de espécies pioneiras é modificado por factores ambientais como o pH, a saliva e os requisitos nutricionais (Smith *et al.,* 1993) e esta comunidade continuará a florescer até encontrar resistência ambiental através de barreiras físicas (descamação e fluxo salivar) ou factores químicos (Eh, pH e propriedades antimicrobianas da saliva). Ao longo do tempo, a atividade metabólica da comunidade pioneira modifica o ambiente oral e, consequentemente, proporciona condições óptimas para a colonização pela sucessão de outras espécies. [15]
A maturação do microbioma oral ocorrerá gradualmente através da aquisição de mais espécies, como os anaeróbios Gram-negativos. Eventualmente, uma situação estável de microbioma oral altamente dinâmico
A diversidade microbiana é atingida, o que é referido como comunidade clímax. Num estudo que analisou o processo de aquisição do microbioma oral em 30 bebés com idades compreendidas entre 1 e 7 meses, foram identificadas várias espécies anaeróbias Gram negativas, sendo a *Prevotella melaninogenica* a espécie anaeróbia predominante, seguida das *espécies Fusobacteriutn nucleatum* e *Veillonella;* e, em menor escala, das espécies *Capnocytophaga*, *Prevotella loescheii* e *Prevotella intermedia.* A fim de avaliar o efeito da erupção dos dentes na composição anaeróbia do microbioma oral, alguns cientistas efectuaram estudos relacionados.
Ex. Kononen *et al.* (1994) tinham seguido este grupo longitudinalmente durante a erupção dos dentes. Os anaeróbios Gram-negativos estavam presentes numa percentagem mais elevada e com maior diversidade nas amostras de placa em redor da margem gengival dos dentes recém-erupcionados. Por exemplo, algumas espécies com níveis não significativos antes da erupção dos dentes. Erupção (Kononen *et al.*, 1992), tais como *Prevotella denticola* e *espécies de Capnocytophaga* foram encontradas em todas as crianças dentadas, o que confirma o impacto ecológico da erupção dentária no microbioma oral [15]

CAPÍTULO 4

SUCESSÃO MICROBIANA ALOGÉNICA E AUTOGÉNICA

O estabelecimento de uma comunidade clímax em qualquer sítio oral envolve uma série de fases de desenvolvimento durante as quais a complexidade da microflora aumenta (**sucessão microbiana**), tendo sido identificados dois tipos distintos de sucessão. Na **sucessão alogénica**, factores de origem não microbiana são responsáveis por um padrão alterado de desenvolvimento da comunidade. Por exemplo, a frequência de deteção de *estreptococos mutans* e de *S. sanguinis* na boca aumenta acentuadamente quando estão presentes superfícies duras e não descamativas. Isto acontece normalmente após a erupção dentária, mas também pode ocorrer após a inserção de próteses ou aparelhos ortodônticos amovíveis e obturadores acrílicos em crianças com fenda palatina. [1]

A composição bruta da microflora oral pode permanecer relativamente estável ao longo do tempo em locais individuais, especialmente quando analisada ao nível do género ou da espécie. A ribotipagem pode discriminar entre estirpes dentro de uma espécie com base na variação genética, permitindo assim o reconhecimento de **tipos clonais** específicos. Encontram-se relativamente poucos clones dentro das espécies de bactérias patogénicas e um número limitado destes pode ser responsável pela maioria das infecções. Em contrapartida, as espécies que constituem a microflora humana residente apresentam geralmente um grande número de clones, o que pode ser uma estratégia para ajudar essas espécies a escapar às defesas do hospedeiro. [13]

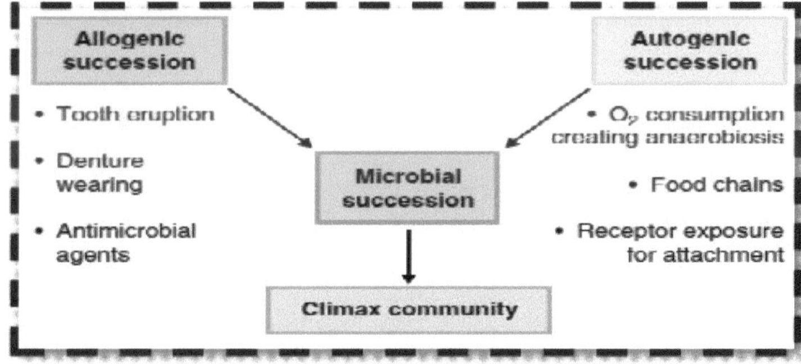

Fig: 8 Papel da sucessão autogénica e alogénica no desenvolvimento da microbiota oral comunidades.

ENVELHECIMENTO DA MICROFLORA ORAL

Nos adultos, a composição e as proporções da microflora oral residente permanecem razoavelmente estáveis ao longo do tempo e esta microflora coexiste em relativa harmonia com o hospedeiro. Esta estabilidade não é uma resposta passiva ao ambiente, mas deve-se a um equilíbrio dinâmico obtido através de numerosas interações entre bactérias e entre bactérias e hospedeiros. A diversidade da microflora oral num indivíduo saudável é tipicamente de 50-100 espécies. Foram detectadas algumas variações na microflora oral numa idade mais avançada, que podem ser atribuídas aos efeitos diretos e indirectos do envelhecimento. No caso dos últimos, podem ocorrer variações se o habitat ou o ambiente forem gravemente perturbados. Por exemplo, o risco de cancro aumenta com a idade, e a terapia citotóxica ou a mielossupressão combinadas com a própria doença estão associadas ao aumento do transporte de *Candida albicans* e de agentes patogénicos oportunistas não orais, como as enterobactérias (por exemplo, *Klebsiella spp., Escherichia coli, Pseudomonas aeruginosa)* e *Staphylococcus aureus*. O uso de dentaduras também aumenta com a idade, o que também promove a colonização por *C. albicans*. Muitos indivíduos idosos tomam uma variedade de medicamentos, cujos efeitos secundários podem reduzir o fluxo de saliva, perturbando assim o equilíbrio normal da microflora oral residente. [16]

MICROFLORA ORAL RESIDENCIAL

Desenvolvimento da microflora oral residente

O feto no útero é normalmente estéril. A aquisição da microflora residente de qualquer superfície depende da transmissão sucessiva de microrganismos para o local de potencial colonização. Na boca, isto acontece por transferência passiva da mãe, de organismos presentes no leite, na água (e eventualmente nos alimentos) e no ambiente em geral, embora a saliva seja provavelmente o principal veículo de transmissão. Microrganismos como os lactobacilos e a candida também podem ser adquiridos transitoriamente a partir do canal de parto. A boca é altamente selectiva para os microrganismos, mesmo durante os primeiros dias de vida. Apenas alguns

das espécies comuns à cavidade oral dos adultos, e ainda menos do grande número de bactérias encontradas no ambiente, são capazes de colonizar a boca do recém-nascido. [6]

Os primeiros microrganismos a colonizar são designados por espécies pioneiras e, coletivamente, constituem a comunidade microbiana pioneira. Na boca, os organismos pioneiros predominantes são os *estreptococos* e, em particular, *S. sali6arius, S. mitis e S. oralis*. Alguns *estreptococos* pioneiros possuem atividade de protease IgA1, o que pode permitir que os organismos produtores e vizinhos escapem aos efeitos deste fator-chave de defesa do hospedeiro que reveste a maioria das superfícies orais. Com o tempo, a atividade metabólica da comunidade pioneira modifica o ambiente, proporcionando assim condições adequadas para a colonização por uma sucessão de outras populações. Durante o primeiro ano de vida, os membros dos *géneros Neisseria, Veillonella, Actinomyces, Lactobacillus* e *Rothia* são frequentemente isolados, particularmente após a erupção dentária. Alguns dos géneros (*Porphyromonas e Actinobacillus*) associados à etiologia da doença periodontal foram cultivados a partir da placa bacteriana de bebés com cerca de 12 meses de idade, embora com pouca frequência e em número reduzido. Isto sugere que estas doenças resultam de uma alteração do equilíbrio dos componentes da microflora residente, presumivelmente devido a uma alteração da ecologia do local afetado [1]

Distribuição da microflora humana residente

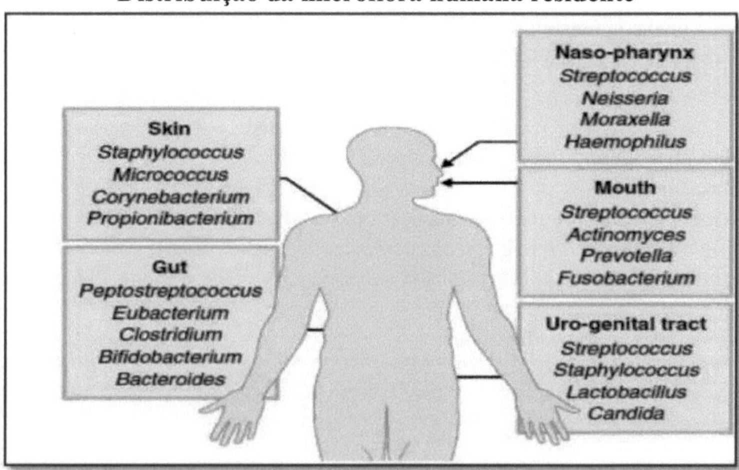

Fig: 9 Microfloras residenciais

EFEITOS BENÉFICOS DA MICROFLORA ORAL RESIDENTE

A microflora residente contribui direta e indiretamente para o desenvolvimento normal da fisiologia, da nutrição e do sistema de defesa do hospedeiro. Os colonizadores permanentes actuam como uma barreira aos organismos transitórios/exógenos, alguns dos quais são potencialmente patogénicos. Esta propriedade do biofilme é designada por "resistência à colonização". O tratamento antibiótico a longo prazo é um exemplo de um fator que quebra esta resistência porque causa uma rápida supressão da microflora residente que leva ao crescimento excessivo de componentes menores da microflora resistentes aos medicamentos ou de agentes patogénicos exógenos, que por sua vez podem causar doenças orais. Assim, a microflora residente é considerada uma parte das defesas inatas do hospedeiro. [1]

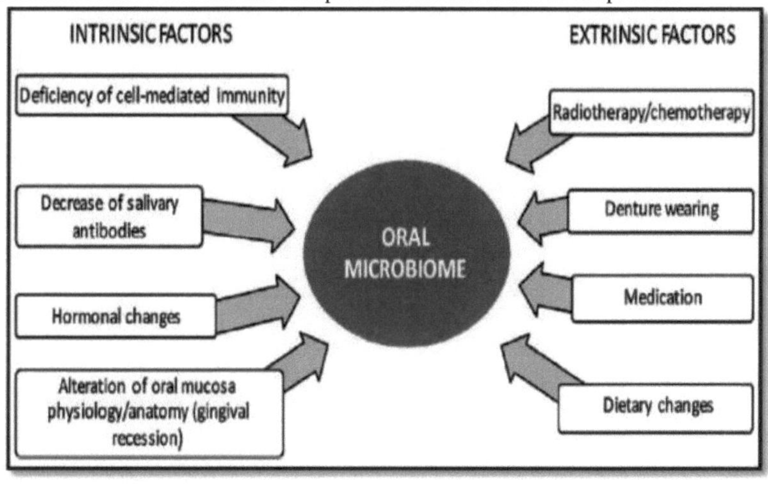

Fig: 10 Factores intrínsecos e extrínsecos que afectam a composição e a homeostasia do microbioma oral residencial

FACTORES QUE AFECTAM O CRESCIMENTO DA MICROFLORA ORAL

Muitos factores influenciam o crescimento de microrganismos; alguns de particular relevância para a cavidade oral serão considerados nas secções seguintes. [17]

Factores anatómicos

As áreas de estagnação bacteriana são criadas como resultado de:

4- A forma dos dentes 4- A topografia dos dentes (por exemplo, fissuras oclusais) 4- Desalinhamento dos dentes 4- Má qualidade das restaurações (por exemplo, obturações e pontes)

4- Epitélio sulcular não queratinizado [17]

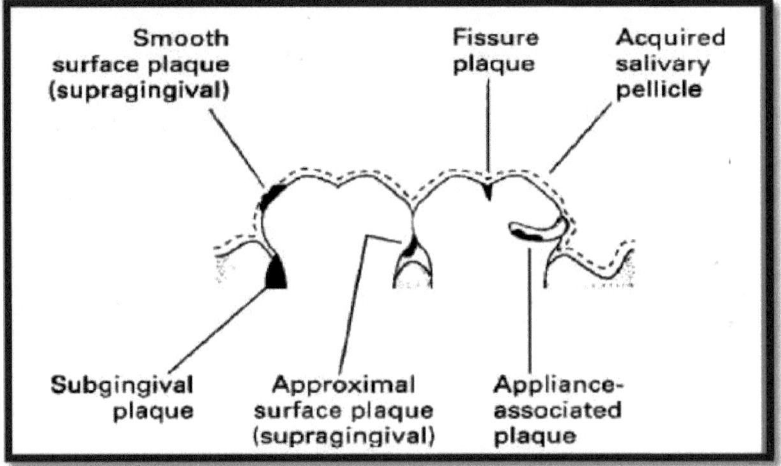

Fig: 11 Hábitos associados à superfície dentária [17]

Estas áreas são difíceis de limpar, quer pela ação de lavagem natural da saliva, quer pela escovagem dos dentes. [17]

SALIVA

A boca é mantida húmida e lubrificada pela saliva, que flui para formar uma película fina (aproximadamente 0,1 mm de profundidade) sobre todas as superfícies internas da cavidade oral. A saliva entra na cavidade oral através de condutas provenientes das glândulas parótidas, submandibulares e sublinguais maiores, bem como das glândulas menores da mucosa oral (glândulas labiais, linguais, bucais e palatinas) onde é produzida. Existem diferenças na composição química das secreções de cada glândula, mas a mistura complexa é designada por "saliva total". A saliva desempenha um papel importante na manutenção da integridade dos dentes, limpando os alimentos e tamponando os ácidos potencialmente prejudiciais produzidos pela placa dentária após o metabolismo dos hidratos de carbono da dieta. O bicarbonato é o principal sistema tampão da saliva, mas os fosfatos, os péptidos e as proteínas também estão envolvidos. O pH médio da saliva situa-se entre 6,75 e 7,25, embora o pH e a capacidade de tamponamento variem com o caudal. Dentro de uma boca, a taxa de fluxo e a concentração de componentes como proteínas, cálcio e fosfato têm ritmos circadianos, com o fluxo mais lento de saliva a ocorrer durante o sono. [18, 19]

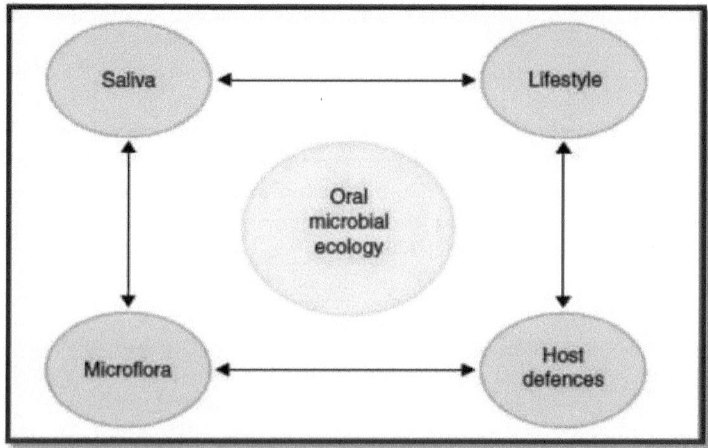

Fig: 12 Ecologia microbiana oral

As inter-relações que influenciam a ecologia microbiana da boca na saúde e na doença. Os microrganismos predominantes na boca podem alterar-se devido a mudanças no fluxo de saliva, no estilo de vida (por exemplo, hábito de fumar, dieta) ou a mudanças na integridade das defesas do hospedeiro. Estas alterações podem predispor os locais para a doença.[18] Assim, é importante evitar o consumo de alimentos ou bebidas açucaradas antes de dormir, uma vez que as funções protectoras da saliva são reduzidas. Os principais constituintes orgânicos da saliva são as proteínas e as glicoproteínas, como a mucina, e influenciam a microflora oral através de: [19]

- Adsorção à superfície do dente para formar uma película condicionante (a película adquirida), que determina quais os microrganismos que se podem fixar,
- Actuam como fontes primárias de nutrientes (hidratos de carbono e proteínas) para a microflora residente,
- Agregação de microrganismos exógenos, facilitando assim a sua eliminação da boca através da deglutição, e
- Inibição do crescimento de alguns microrganismos exógenos.

TEMPERATURA

A boca humana é mantida a uma temperatura relativamente constante (35-36°C) que proporciona condições estáveis adequadas ao crescimento de uma vasta gama de microrganismos. As bolsas periodontais com doença ativa (inflamação) têm uma temperatura mais elevada (até 39°C) em comparação com locais saudáveis. [1] Mesmo estes aumentos de temperatura relativamente pequenos podem alterar significativamente a expressão genética bacteriana e, possivelmente, a competitividade de cada espécie. Um aumento da temperatura reduziu a expressão de algumas das principais proteases, bem como do gene que codifica a subunidade principal da proteína das fímbrias (estas estruturas de superfície medeiam a fixação da bactéria às células hospedeiras) no agente patogénico periodontal,
Porphyromonas gingivalis, e síntese regulada de superóxido dismutase, que está envolvida na neutralização de metabolitos tóxicos de oxigénio. [20]

Potencial redox/anaerobiose

Apesar da acessibilidade da boca ao ar com uma concentração de oxigénio de aproximadamente 20%, a microflora oral inclui poucas ou nenhumas espécies verdadeiramente aeróbias (que necessitam de oxigénio). A maioria dos organismos são facultativamente anaeróbios (podem crescer na presença ou ausência de oxigénio) ou obrigatoriamente anaeróbios (requerem condições reduzidas, em que o oxigénio pode ser tóxico para estes organismos). [1] Além disso, existem algumas espécies capnófilas (que necessitam de CO2) e microaerófilas (que necessitam de baixas concentrações de oxigénio para crescer). A anaerobiose é frequentemente descrita em termos rígidos, e os microrganismos orais são separados em aeróbios e anaeróbios de acordo com a sua capacidade de crescer na presença ou ausência de oxigénio. No entanto, existe um vasto espetro de tolerâncias ao oxigénio entre estes organismos e não podem ser feitas distinções nítidas entre estes grupos. [8, 21]

A concentração de oxigénio é o principal fator que limita o crescimento das bactérias obrigatoriamente ana-eróbias. É o aceitador de electrões mais comum e mais facilmente reduzido na maioria dos habitats microbianos, e a sua presença resulta na oxidação do ambiente. As espécies anaeróbias requerem condições reduzidas para o seu metabolismo normal; por conseguinte, é o grau de oxidação-redução num local que governa a sobrevivência e o crescimento relativo destes organismos. [20]

Este nível de oxidação-redução é normalmente expresso como potencial Redox (Eh). O oxigénio é apenas um dos muitos componentes que interagem e que influenciam o Eh de um habitat e a sua ação inibidora é geralmente atribuída à sua capacidade de aumentar o potencial Redox. Mesmo que o oxigénio seja totalmente excluído do ambiente, alguns anaeróbios não crescerão se o potencial Redox for demasiado elevado. Do mesmo modo, algumas estirpes podem tolerar concentrações mais elevadas de oxigénio se o Eh for mantido a níveis baixos. Em geral, a distribuição dos anaeróbios na boca estará relacionada com o potencial Redox num determinado local, embora alguns sobrevivam em habitats manifestamente aeróbicos, existindo em estreita parceria com espécies consumidoras de oxigénio. [20]

A tensão de oxigénio da superfície anterior da língua era de 16,4%, a superfície posterior de 12,4% e as pregas vestibulares do maxilar superior e inferior de apenas 0,3-0,4%. Os microelectrodos permitiram a medição do potencial Redox em locais específicos da cavidade oral. Foi demonstrado que o potencial Redox diminui durante o desenvolvimento da placa bacteriana numa superfície limpa de esmalte, de um Eh inicial de mais de +200 mV (altamente oxidado) para -141 mV (altamente reduzido) após 7 dias. O desenvolvimento da placa bacteriana desta forma está associado a uma sucessão específica de microrganismos colonizadores. Os colonizadores iniciais utilizam O2 e produzem CO2; os colonizadores posteriores podem produzir H2 e outros agentes redutores, tais como compostos contendo enxofre e produtos de fermentação voláteis. Assim, à medida que o Eh é gradualmente reduzido, os locais tornam-se adequados para a sobrevivência e o crescimento de um padrão variável de organismos, nomeadamente anaeróbios obrigatórios. [7]

O Eh da fenda gengival é normalmente de cerca de +70 mV, mas cai durante a inflamação para cerca de -50 mV na gengivite, enquanto que valores ainda mais baixos ocorrerão na doença periodontal avançada (cerca de -300 mV). Isto é de esperar, uma vez que podem ser isolados organismos altamente anaeróbios, como espiroquetas orais, de locais com doença avançada. As áreas aproximadas (entre os dentes) também são susceptíveis de ter um Eh baixo, uma vez que, mais uma vez, muitos anaeróbios obrigatórios crescem com sucesso nestes locais. Existem gradientes de concentração de O2 e Eh na cavidade oral, particularmente em biofilmes espessos, pelo que a placa dentária será adequada para o crescimento de bactérias com uma gama de tolerâncias ao oxigénio. O potencial Redox a várias profundidades será influenciado pelo metabolismo dos organismos presentes e pela capacidade dos gases de se difundirem para dentro e para fora da placa bacteriana. O metabolismo ou as propriedades de determinadas bactérias serão influenciados pelo Eh do ambiente. [7, 21]

Por conseguinte, a perturbação do potencial Redox num local pode ter um impacto significativo na composição e no metabolismo da comunidade microbiana.

DENTES

Os micróbios e os seus produtos metabólicos acumulam-se nas superfícies dentárias para produzir o biofilme da placa dentária, presente tanto na saúde como na doença. A natureza da comunidade bacteriana varia consoante o dente em causa e o grau de exposição ao ambiente: as superfícies lisas são colonizadas por um menor número de espécies do que as fossas e fissuras, enquanto as superfícies subgengivais são mais anaeróbias do que as supragengivais. Claramente, a topografia da superfície do dente, bem como o terreno a que a superfície está exposta, ditam a composição do microbioma desse nicho específico. [1, 22]

EPITÉLIO CREVICULAR E FENDA GENGIVAL

Os micróbios que residem no epitélio crevicular e na fenda gengival desempenham um papel crítico na iniciação e propagação da doença gengival e periodontal, as duas maiores aflições da espécie humana. No entanto, o epitélio crevicular e a fenda gengival compreendem apenas uma pequena área do epitélio oral em termos relativos. O fluxo do fluido crevicular gengival (GCF) em torno da margem gengival fornece uma fonte de nutrientes essenciais para muitos anaeróbios obrigatórios. Além disso, um espetro de anticorpos e várias substâncias químicas, como a lisozima e a lactoferrina, presentes no exsudado gengival, desempenham um papel crucial na manutenção da homeostasia do microbioma crevicular que se encontra na saúde. [23]

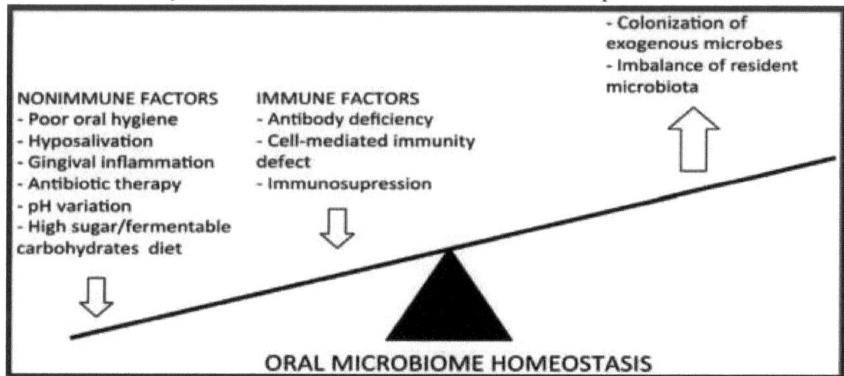

Fig: 13 Disbiose da homeostase do microbioma oral devido a factores imunitários e factores não imunes [1]

PH

Muitos microrganismos requerem um pH próximo da neutralidade para crescerem e são sensíveis a extremos de ácido ou alcalino. O pH da maior parte das superfícies da boca é regulado pela saliva (o pH médio da saliva inteira não estimulada situa-se entre 6,75 e 7,25),

pelo que, em geral, os locais banhados por este fluido apresentam valores de pH óptimos para o crescimento microbiano. O palato tem um pH médio de 7,34, enquanto que o pH médio da língua, do pavimento da boca e da mucosa bucal é de 6,8, 6,5 e 6,3, respetivamente. Após o consumo de açúcar, o pH da placa bacteriana pode cair rapidamente para valores inferiores a 5,0 devido à produção de ácidos (predominantemente ácido lático) pelo metabolismo bacteriano; o pH recupera então lentamente para valores de repouso. Dependendo da frequência da ingestão de açúcar, as bactérias na placa bacteriana serão expostas a desafios variáveis de pH baixo. Muitas das bactérias predominantes da placa bacteriana que estão associadas a locais saudáveis podem tolerar condições breves de pH baixo, mas são inibidas ou mortas por exposições mais frequentes ou prolongadas a condições ácidas. Estas últimas condições são susceptíveis de ocorrer em indivíduos que consomem habitualmente snacks ou bebidas com açúcar entre as refeições. Isto pode resultar no aumento do crescimento ou da colonização por espécies tolerantes ao ácido (ácido úrico), especialmente *estreptococos mutans* e *espécies de Lactobacillus*, que estão normalmente ausentes ou são apenas componentes menores na placa dentária em locais saudáveis. Uma tal alteração na composição bacteriana da placa bacteriana predispõe uma superfície à cárie dentária. A tolerância ao ácido destas bactérias é conseguida através da posse de estratégias metabólicas particulares e da indução de um conjunto específico de proteínas de resposta ao stress. [18]
Em contraste, o pH do sulco gengival pode tornar-se alcalino durante a resposta inflamatória do hospedeiro na doença periodontal, provavelmente como resultado do metabolismo bacteriano, por exemplo, a produção de amoníaco a partir da ureia e da desaminação de aminoácidos. O pH do sulco gengival saudável é de aproximadamente 6,90, e aumenta para um pH entre 7,2 e 7,4 durante a doença, com alguns doentes a apresentarem bolsas com um pH médio de cerca de 7,8. Este grau de mudança pode alterar o padrão de expressão genética nas bactérias subgengivais, aumentando assim a competitividade de alguns dos agentes patogénicos putativos, por exemplo, favorecendo o crescimento de anaeróbios patogénicos como o P. gingivalis que têm um pH ótimo para o crescimento de cerca de pH 7,5. [18,24]

NUTRIENTES

As populações de uma comunidade microbiana dependem exclusivamente do habitat para obter os nutrientes essenciais para o seu crescimento. Por conseguinte, a associação de um organismo a um determinado habitat é uma prova direta de que estão presentes todos os nutrientes necessários ao seu crescimento.

(i) Nutrientes endógenos

A persistência e a diversidade da microflora oral residente devem-se principalmente ao metabolismo dos nutrientes endógenos fornecidos pelo hospedeiro, e não a factores exógenos da dieta. A principal fonte de nutrientes endógenos é a saliva, que contém aminoácidos, péptidos, proteínas e glicoproteínas (que também actuam como fonte de açúcares e aminossugares), vitaminas e gases. [25] Além disso, o sulco gengival é abastecido pelo FGC que, para além de fornecer componentes das defesas do hospedeiro, contém novos nutrientes, como a albumina e outras proteínas e glicoproteínas do hospedeiro, incluindo moléculas que contêm sangue. A diferença na fonte de nutrientes endógenos é uma das razões para a variação na microflora do sulco gengival em comparação com outros locais orais. [19]

(ii) Nutrientes exógenos (dietéticos)

A estes nutrientes endógenos sobrepõe-se a complexa gama de géneros alimentícios ingeridos periodicamente na dieta. Apesar da complexidade da dieta, os hidratos de carbono fermentáveis são a única classe de compostos que influencia marcadamente a ecologia da boca. Estes hidratos de carbono podem ser decompostos em ácidos e, além disso, a sacarose pode ser convertida por enzimas bacterianas (glucosiltransferases, GTF, e fructosiltransferases, FTF) em duas classes principais de exopolímeros (glucanos e frutanos) que podem ser utilizados para consolidar a fixação ou atuar como compostos extracelulares de armazenamento de nutrientes. [26]

Tabela: 5 A concentração média (mg/100 ml) de constituintes selecionados de Saliva inteira e fluido crevicular gengival (GCF) de humanos.

Constituinte	Saliva inteira		GCF
	Descanso	Estimulado	
Proteína	220	280	7×10^3
IgA	19		110*
IgG	1		350*
IgM	<1		25*
C_3	tr	tr	40
Amilase	38		-
Lisozima	22	11	+
Albumina	tr	tr	+
Sódio	15	60	204
Potássio	80	80	70
Cálcio	6	6	20
Magnésio	<1	<1	1
Fosfato	17	12	4
Bicarbonato	31	200	-

tr - quantidades vestigiais.
* determinado em amostras de GCF de pacientes com periodontite.

DEFESAS DO ANFITRIÃO

A saúde da boca depende da integridade da mucosa (e do esmalte) que actua como uma barreira física para impedir a penetração de microrganismos ou antigénios. O hospedeiro possui uma série de mecanismos de defesa adicionais que desempenham um papel essencial na manutenção da integridade destas superfícies orais, muitos dos quais têm mais do que uma função. Por exemplo, as propriedades químicas das mucinas salivares resultam na formação de géis hidrofílicos e viscoelásticos que funcionam como barreiras protectoras sobre o epitélio oral, além de actuarem em solução como factores de agregação bacteriana. [27]

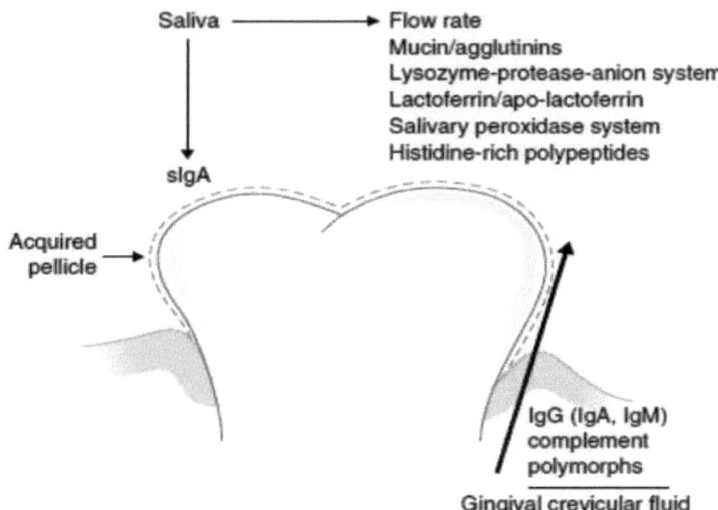

Fig: 14 Defesa do hospedeiro associada à superfície do dente

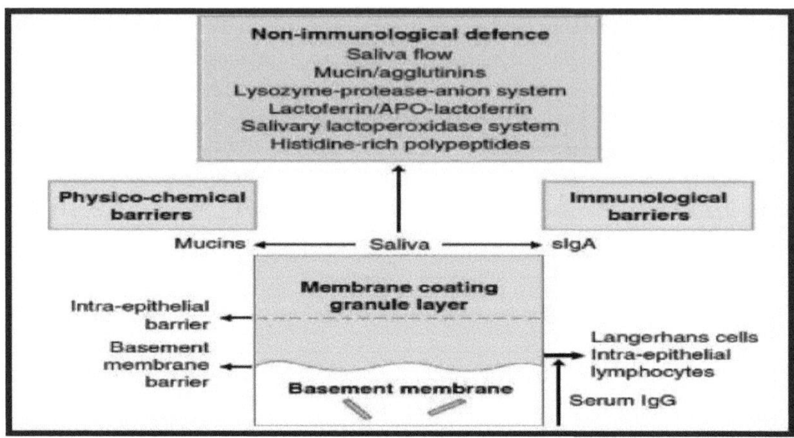

Fig: 15 Defesa do hospedeiro associada às superfícies da mucosa oral

(i) Imunidade inata

Os microrganismos são incapazes de se manter na saliva apenas por divisão celular porque são perdidos a um ritmo ainda mais rápido pela deglutição. Embora a saliva contenha aproximadamente 108 microrganismos viáveis ml-1, estes organismos são todos derivados da placa dentária e da mucosa oral, especialmente da língua. A mastigação e o fluxo natural de saliva (ou FGC na fenda gengival) removerão os microrganismos não firmemente fixados numa superfície oral, e a sua remoção física através da deglutição é um importante mecanismo de defesa. Muitas enzimas como os lisossomas, a lactoferrina, a sialoperoxidase, as histatinas e a catelicidina desempenham um papel importante na imunidade inata. [28]

(ii) Imunidade adaptativa

Os componentes das defesas específicas do hospedeiro (linfócitos intra-epiteliais e células de Langerhans, imunoglobulinas IgG e IgA) encontram-se na mucosa e no seu interior, onde actuam como uma barreira à penetração de antigénios. A imunoglobulina predominante na boca saudável é a IgA secretora (sIgA), que é produzida por células plasmáticas na glândula salivar. A sIgA é composta por cadeias pesadas e leves de IgA (300 kDa), componente secretor (70 kDa) e a cadeia J (15 kDa). A cadeia J liga as duas moléculas de IgA em dímeros, enquanto o componente secretor estabiliza a molécula e reduz a sua suscetibilidade ao ataque por ácidos ou proteases gerais. A sIgA pode aglutinar bactérias orais, modular a atividade enzimática e inibir a aderência de bactérias ao epitélio bucal e ao esmalte. A sIgA é normalmente considerada como uma primeira linha de defesa em virtude da sua dispersão local de antigénios ambientais. Em comparação com outras classes de imunoglobulinas, a sIgA é apenas fracamente activadora do complemento e opsonizante e, por isso, é menos provável que cause danos nos tecidos por qualquer efeito indireto de uma resposta inflamatória. Outros componentes (IgG, IgM, IgA e complemento) podem ser encontrados na saliva, mas são quase inteiramente derivados do FGC. O FGC também contém leucócitos, dos quais aproximadamente 95% são polimorfos, sendo os restantes linfócitos e monócitos. [18, 28]

Os factores antimicrobianos acima descritos não funcionam necessariamente de forma isolada. As combinações de factores específicos e não específicos de defesa do hospedeiro podem funcionar sinergicamente, de modo a que, por exemplo, a lisozima e a sIgA possam reagir com aglutininas salivares (mucinas) e, assim, ser apresentadas diretamente às células imobilizadas. Outras combinações sinérgicas incluem mucinas ou sIgA e peroxidase salivar.

CAPÍTULO 5

FACTORES DIVERSOS

Durante a terapia antimicrobiana, os antibióticos e anti-sépticos sistémicos ou tópicos afectam a flora oral; por exemplo, os antibióticos de largo espetro (ex.: tetraciclina) podem eliminar a maior parte da flora endógena e favorecer o aparecimento de espécies de leveduras. Assim, a candidíase pode surgir após uma terapia antibiótica prolongada. A dieta do hospedeiro é outro fator que modula o crescimento microbiano. As dietas ricas em hidratos de carbono fermentáveis promovem o crescimento da flora acidogénica, uma vez que actuam como uma importante fonte de nutrientes. Estes hidratos de carbono são a principal classe de compostos que alteram a ecologia oral. O dentista também interfere no transporte microbiano do paciente. Os procedimentos dentários, como a destartarização, podem alterar radicalmente a composição da flora da bolsa periodontal de locais doentes e mudar o equilíbrio a favor de uma flora oral associada à saúde. [1]

Tabela: 6 Factores de defesa do hospedeiro específicos e não específicos da boca

<table>
<tr><th>Fator de defesa</th><th>Função principal</th></tr>
<tr><td>Não específico:</td><td></td></tr>
<tr><td>Fluxo de saliva</td><td>Remoção física de microorganismos</td></tr>
<tr><td>Mucina/aglutininas</td><td>Remoção física de microorganismos</td></tr>
<tr><td>Anião lisozima-protease</td><td>Lise celular</td></tr>
<tr><td>Lactoferrina</td><td>Sequestro de ferro</td></tr>
<tr><td>Apo-lactoferrina</td><td>Morte celular</td></tr>
<tr><td>Sistema de sialoperoxidase</td><td>Produção de hipotiocianite (pH neutro) Produção de ácido hipocianoso (pH baixo)</td></tr>
<tr><td>Histatinas</td><td>Antifúngico com alguma atividade antibacteriana</td></tr>
<tr><td>Defensinas (a- & |J-)</td><td>Atividade antimicrobiana e imunomoduladora</td></tr>
<tr><td>Cistatinas, SLPI&TIMP</td><td>Inibidores da cisteína, da serina e da metalo-protease</td></tr>
<tr><td>Quitinase e cromogranina</td><td>Antifúngico</td></tr>
<tr><td>Catelicidina</td><td>Antimicrobiano</td></tr>
<tr><td>Calprotectina</td><td>Antimicrobiano</td></tr>
<tr><td>Específico:</td><td></td></tr>
<tr><td>Linfócitos intra-epiteliais e células de Langerhans</td><td>Barreira celular à penetração de bactérias e/ou antigénios</td></tr>
<tr><td>slgA</td><td>Evita a adesão e o metabolismo microbiano</td></tr>
<tr><td>IgG, IgA, IgM</td><td>Impedir a adesão microbiana; opsoninas; activadores do complemento</td></tr>
<tr><td>Complemento</td><td>Ativa os neutrófilos</td></tr>
<tr><td>Neutrófilos/macrófagos</td><td>Fagocitose</td></tr>
</table>

EPIDEMIOLOGIA DAS INFECÇÕES ORAIS E MAXILOFACIAIS

EPIDEMIOLOGIA

O estudo da distribuição e dos factores determinantes dos estados ou acontecimentos relacionados com a saúde (incluindo a doença) e a aplicação deste estudo ao controlo das doenças e de outros problemas de saúde. Neste ponto, serão abordadas algumas infecções orais e maxilofaciais, como a cárie dentária, a gengivite, a periodontite, as infecções odontogénicas, as infecções da mucosa oral, a resistência aos antibióticos e o cancro oral relacionado com micróbios. [29]

Os 3 principais elos na ocorrência de doenças são o agente etiológico, o método de transmissão e o hospedeiro. Os diferentes métodos epidemiológicos são os estudos descritivos, analíticos e experimentais. Os factores gerais que influenciam a ocorrência de doenças infecciosas são os seguintes:

1. Agente patogénico2 . Hospedeiro
3. Transmissão de doenças 4. Ambiente

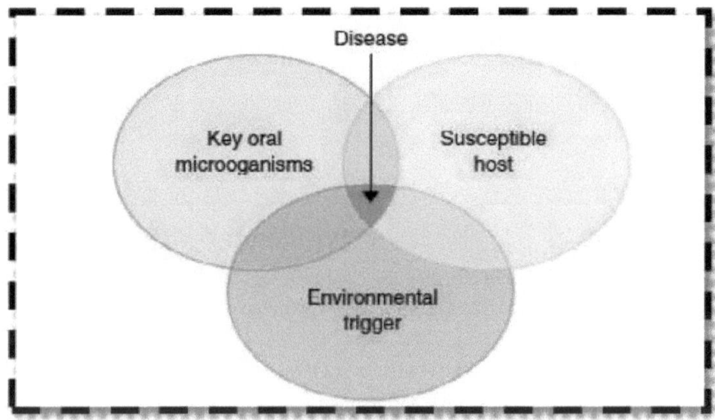

Fig: 16

As inter-relações que conduzem à doença oral. Os factores ambientais incluem uma dieta rica em açúcar e terapia antibiótica, enquanto a suscetibilidade do hospedeiro pode aumentar devido a um fluxo salivar reduzido ou a imunossupressores.[29, 30]

A epidemiologia da doença dentária é importante quando se tenta compreender o impacto clínico e de saúde pública da doença, bem como fornecer dados para avaliar os métodos de controlo desta doença. Para compreender o processo da doença e a forma como esta afecta diferentes grupos da sociedade, é necessário conhecer a distribuição da doença em várias comunidades. A cárie dentária e as doenças periodontais são comuns nos países industrializados e têm vindo a aumentar a nível mundial. Uma ficha informativa sobre saúde oral publicada pela Organização Mundial de Saúde (OMS) em 2012 revelou dados sobre saúde oral centrados na cárie dentária, doença periodontal, edentulismo, factores socioeconómicos e outros factores de risco. A OMS referiu que as doenças orais mais comuns são a cárie dentária, a doença periodontal, as doenças infecciosas orais, o cancro oral, os traumatismos por lesões e as lesões hereditárias.[29, 31]

Tabela: 7 Factos-chave da Organização Mundial de Saúde sobre saúde dentária

- A nível mundial, 60% a 90% das crianças em idade escolar e quase 100% dos adultos têm cáries dentárias.
- A doença periodontal grave encontra-se em 15% a 20% dos adultos de meia-idade (35-44 anos).
- A nível mundial, cerca de 30% das pessoas com idades compreendidas entre os 65 e os 74 anos não têm dentes naturais.
- As doenças orais em crianças e adultos são mais frequentes nos grupos populacionais pobres e desfavorecidos.
- Os factores de risco para as doenças orais incluem uma dieta pouco saudável, o consumo de tabaco, o consumo nocivo de álcool, uma higiene oral deficiente e determinantes sociais.

Educar os dentistas sobre a informação epidemiológica da cárie dentária, gengivite, periodontite, infecções odontogénicas, infecções da mucosa oral e cancro oral relacionado com micróbios. Tipos predominantes de micróbios associados às bolsas periodontais e às infecções odontogénicas. Opções de tratamento e estratégias de prevenção de Staphylococcus aureus resistente à meticilina para a prática da cirurgia dentária e oral. Taxas de cancro orofaríngeo associadas ao vírus do papiloma humano (HPV) na população dos Estados Unidos. Prevalência do cancro da orofaringe associado ao HPV em indivíduos infectados pelo vírus da imunodeficiência humana nos Estados Unidos. [29, 32]

PAPEL DA MICROFLORA ORAL NAS DOENÇAS DA CAVIDADE ORAL

CUIDADOS DENTÁRIOS

"A cárie dentária é uma doença microbiana irreversível dos tecidos calcificados dos dentes, caracterizada pela **desmineralização** da porção **inorgânica** e **destruição** da substância **orgânica** do dente, que frequentemente conduz à cavitação" <**Shafer** (1993)>

"De acordo com a **OMS**, é definido como um processo patológico pós-eruptivo localizado de origem externa que envolve o amolecimento do tecido duro e que leva à formação de uma cavidade"

A cárie dentária é uma infeção endógena crónica causada pela flora oral comensal normal. A lesão cariosa é o resultado da desmineralização do esmalte - e mais tarde da dentina - por ácidos produzidos pelos microrganismos da placa bacteriana ao metabolizarem os hidratos de carbono da dieta. No entanto, o processo inicial de desmineralização do esmalte é geralmente seguido de remineralização, e a cavitação ocorre quando o primeiro processo ultrapassa o segundo. [33] Uma vez perdida a camada superficial do esmalte, a infeção progride invariavelmente para a dentina, com a polpa a tornar-se primeiro inflamada e depois necrótica. A cárie é definida como a destruição localizada dos tecidos do dente por fermentação bacteriana de hidratos de carbono da dieta. [34]

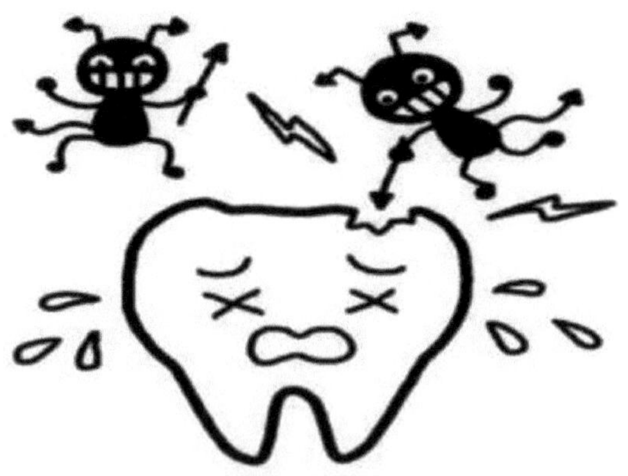

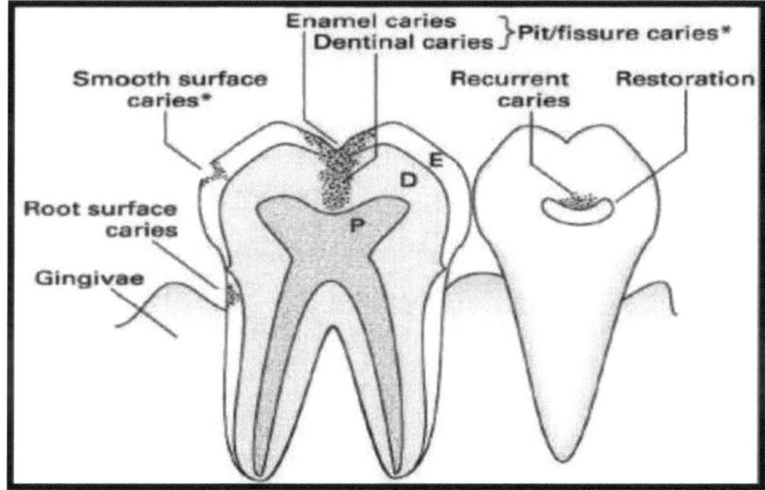

Fig: 17 Nomenclatura dos suportes dentários(35)

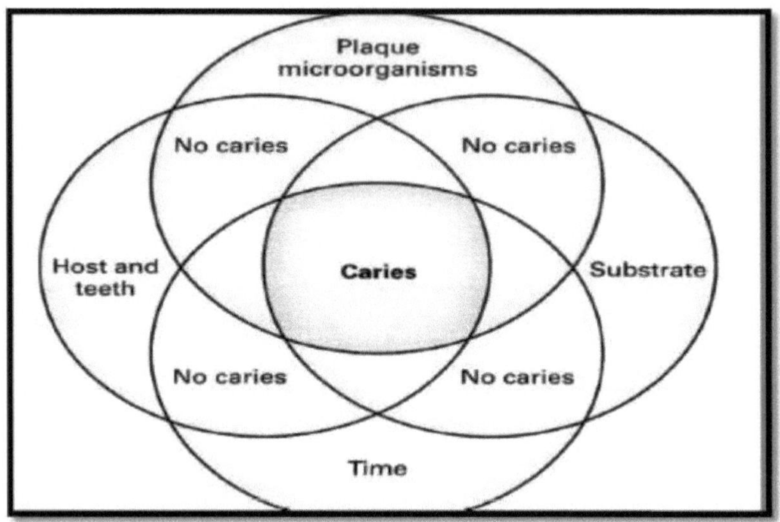

Fig: 18 Factores etiológicos das patologias dentárias [35]

O processo da doença cárie envolve uma mudança no equilíbrio entre os factores de proteção que
ajudam na remineralização dos dentes e factores destrutivos que ajudam na desmineralização dos dentes.

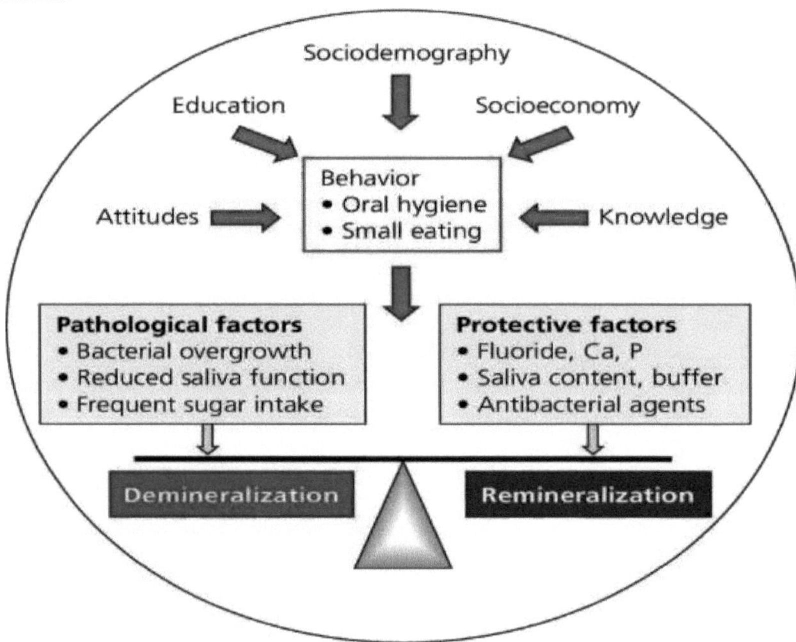

MICROBIOLOGIA DA CÁRIE

O papel dos *estreptococos mutans* Existe uma vasta literatura sobre o papel dos estreptococos mutans na cárie. *"Streptococcus mutans"* é um nome de grupo aplicado vagamente para uma coleção de sete espécies diferentes (*S. mutans, S. sobrinus, S. cricetus, S. ferus, S. rattus, S. macacae e S. downei) e oito serotipos (a-h).* Os *serótipos c, e, f do Streptococcus mutans e os serótipos* d e g *do S. sobrinus* são as espécies mais frequentemente encontradas nos seres humanos, sendo as estirpes do serótipo c as mais prevalentes, seguidas das estirpes d e e. As outras são raramente encontradas. As provas do papel etiológico dos *estreptococos mutans* na cárie dentária incluem as seguintes correlações **entre as contagens de *estreptococos mutans*** na saliva e na placa bacteriana e a prevalência e incidência de cárie. [33]

o Correlação positiva entre a progressão das lesões cariosas e *as contagens de 'S. mutans'* Produção de polissacáridos extracelulares a partir da sacarose (que ajudam a cimentar os organismos da placa bacteriana entre si e à superfície do dente).

o Capacidade de iniciar e manter o crescimento microbiano e de continuar a produção de ácido a valores de pH baixos.

o Metabolismo rápido dos açúcares em ácidos lácticos e outros ácidos orgânicos

o Capacidade de atingir o pH crítico para a desmineralização do esmalte mais rapidamente do que outras bactérias comuns da placa bacteriana.

o Capacidade de produzir polissacáridos intracelulares (IPS) sob a forma de glicogénio, o que pode funcionar como uma reserva alimentar para utilização quando os hidratos de carbono da dieta são baixos.

o A imunização de animais com serotipos específicos *de S. mutans* reduz significativamente a incidência de cáries. [33]

Lactobacilos

O seu elevado número na maioria das lesões cariosas que afectam o esmalte (muitos estudos demonstraram agora a sua elevada prevalência também nas cáries da superfície radicular) e a correlação positiva entre o seu número na placa bacteriana e na saliva e a atividade da cárie. [36]

❖ A sua capacidade de crescer em ambientes de baixo pH (abaixo de pH 5) e de produzir ácido lático, bem como de sintetizar polissacáridos extracelulares e intracelulares a partir da sacarose.

❖ O facto de o seu número na placa dentária proveniente de locais saudáveis ser normalmente baixo.

❖ Estão mais envolvidos na progressão da lesão profunda do esmalte (do que no seu início)

❖ Eles são os organismos pioneiros na frente de avanço do processo carioso, especialmente na dentina.

Na cárie, Actinomyces spp desempenha um papel importante na cárie da superfície radicular e Veillonella também desempenha um papel importante na progressão da cárie. [36, 37]

O metabolismo da placa bacteriana e a cárie dentária: O metabolismo da placa bacteriana é um assunto complexo e o que se segue é uma descrição muito simplificada. A principal fonte de nutrição das bactérias orais é a saliva. Apesar de o teor de hidratos de carbono da saliva ser geralmente baixo, observam-se níveis aumentados (até 1.000 vezes) após uma refeição. Para aproveitar estes aumentos transitórios dos níveis de alimentos, as bactérias orais desenvolveram uma série de mecanismos de regulação que actuam a três níveis: [33]

1. Transporte de açúcar para o interior dos organismos

2. A via glicolítica
3. Conversão do piruvato em produtos finais do metabolismo.

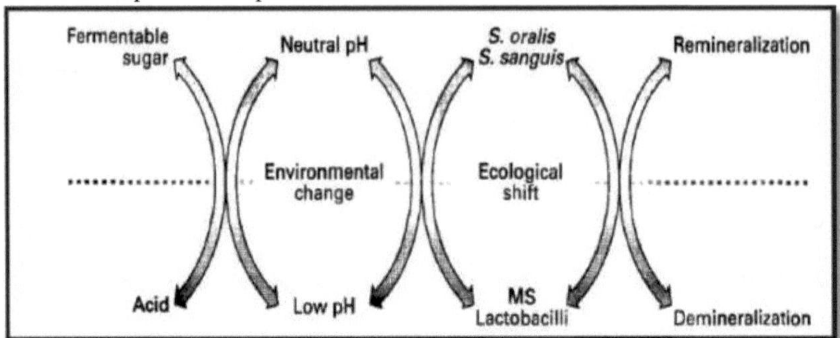

Fig: 19 Hipótese da placa ecológica. S. ora/is, *Streptococcus oral is; S. sanguis, Streptococcus sanguis. MS, estreptococos mutans.* [38]

CAPÍTULO 6

DIAGNÓSTICO DA CÁRIE DENTÁRIA

O diagnóstico é geralmente efectuado através de uma combinação dos seguintes métodos, incluindo

1. **Observação direta**

O exame visual é o método mais utilizado para a deteção de lesões de cárie, porque é uma técnica fácil e realizada por rotina na prática clínica. O exame visual tem apresentado uma elevada especificidade (proporção de sítios sãos corretamente identificados), mas uma baixa sensibilidade (proporção de sítios cariados corretamente identificados) e uma baixa reprodutibilidade; o

Este último devido ao seu carácter subjetivo. [39]

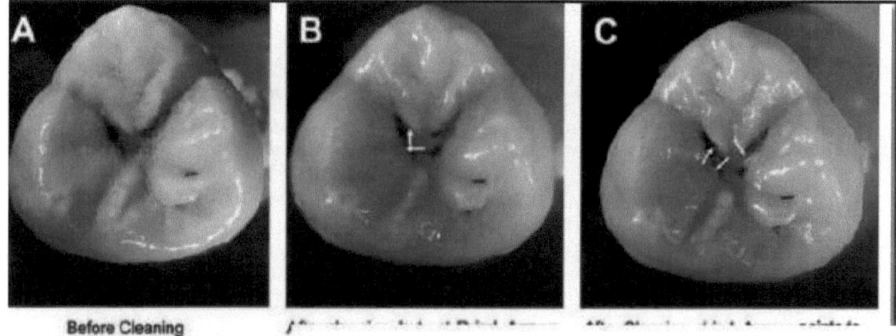

Após a limpeza, mas não seco. As setas apontam para áreas que indicam cáries

Após a limpeza, seco. As setas apontam para áreas que indicam cáries, que são muito mais evidentes após a secagem do que na superfície húmida

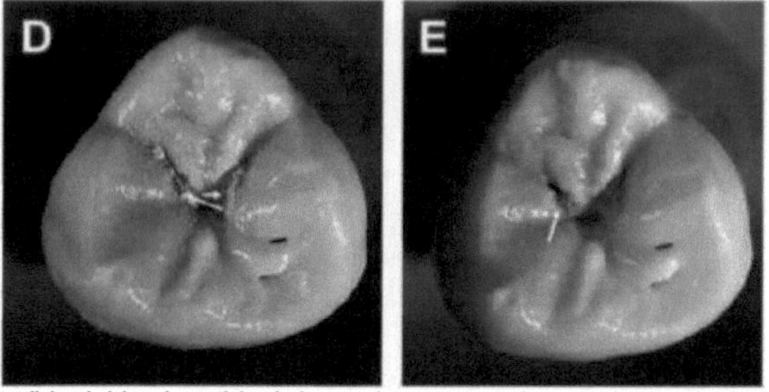

Logo após a sondagem tradicional, deixando vestígios Após a sondagem, enxaguado e seco. As setas de mineral (setas) indicam avarias devidas à sonda

Fig: 20 [40]

2. **Sondagem:** Há quem não defenda a sondagem, uma vez que esta pode criar uma rutura incipiente do esmalte e espalhar a infeção de uma superfície dentária para outra.
3. **Radiografias:** As lesões precoces de manchas brancas podem facilmente passar despercebidas porque não podem ser detectadas a olho nu ou por radiografia. Da mesma forma, é possível que grandes lesões cariosas se desenvolvam em fossas e fissuras com muito pouca evidência clínica de doença.
4. **Métodos experimentais:** Os métodos de potencial valor prático incluem a fluorescência laser para o diagnóstico de cáries bucais e linguais e a impedância eléctrica (resistência) para

detetar cáries oclusais.

5. **Testes microbiológicos:** Podem ser úteis na avaliação de cáries.

Tabela: 8 MÉTODOS AVANÇADOS DE DIAGNÓSTICO DA CÁRIE DENTÁRIA (41)

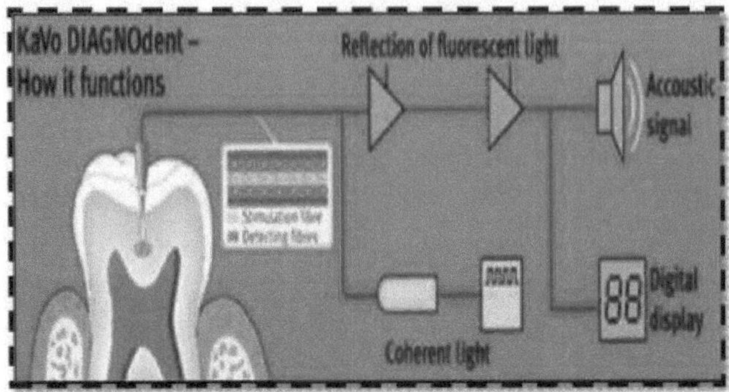

Fig: 21 Autofluorescência digital a laser [42]

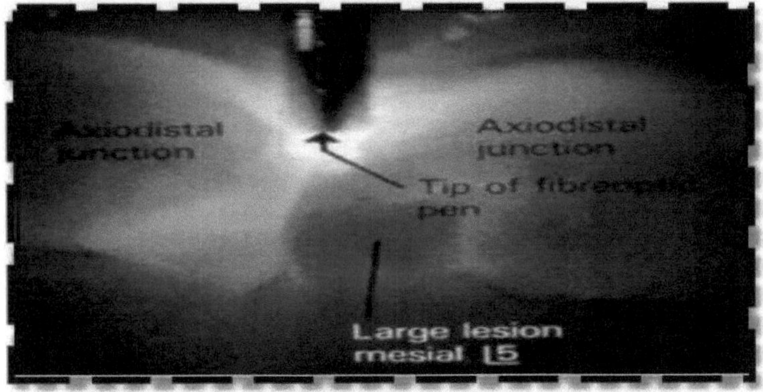

Fig: 22 Monitor ótico de cáries [42]

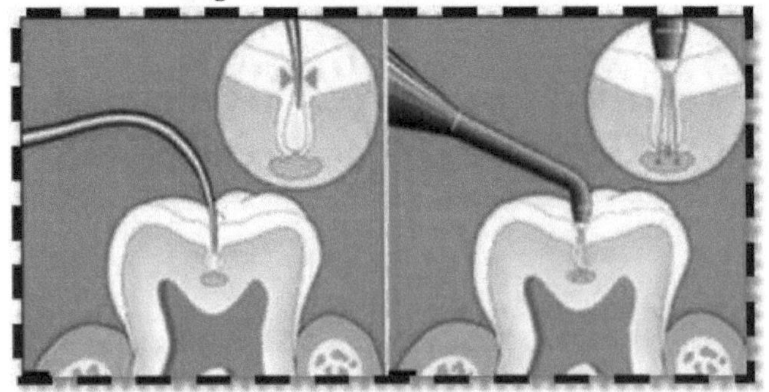

Fig: 23 Mecanismos DIAGNOdent [42]

TESTES MICROBIOLÓGICOS NA AVALIAÇÃO DA CÁRIE

As amostras de saliva podem ser utilizadas para determinar o número de *Streptococcus mutans* e *Lactobacillus spp***.** na cavidade oral, da seguinte forma

1. É recolhida uma amostra de saliva mista estimulada por cera de parafina.

2. No laboratório, a saliva é adequadamente diluída e cultivada em meios selectivos (ágar *mitis salivarius* bacitracina para *S. mutans;* ágar Rogosa SL para *Lactobacillus spp)*

3. O número de colónias típicas (unidades formadoras de colónias ou CFU) é então quantificado e extrapolado para obter a contagem por mililitro de saliva:

- Elevada atividade de cárie: >106Iml S. mutans andlor >100 0001ml lactobacillus spp.
- Baixa atividade de cárie: <100 ooolml DE S. mutans e <10 ooolml DE lactobacillus spp.

[43, 44]

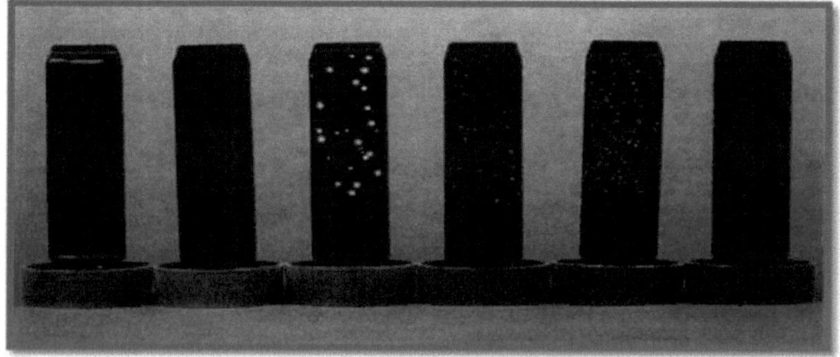

Fig: 24 Teste de lâmina de imersão para detetar *estreptococos mutans* na saliva: uma elevada densidade de colónias brancas indica um maior risco de cárie (44, 45)

As estratégias para controlar ou prevenir as cáries incluem: substitutos do açúcar, fluoretação (para aumentar principalmente a dureza do esmalte), selantes de fissuras e controlo da flora cariogénica (através de antimicrobianos, vacinação ou imunização passiva, ou terapia de substituição) [45]

2. Gengivite e periodontite

Gengivite: O sulco gengival saudável é um ambiente único criado por uma estrutura mineralizada, o dente, que se encontra em parte embutido no tecido conjuntivo e em parte exposto ao ambiente oral. O sulco gengival é mais anaeróbico do que a maioria dos locais da boca e é constantemente banhado pelo fluido crevicular gengival (GCF) e pelos seus factores de defesa humorais e celulares, incluindo os polimorfos. Ocorrem alterações dramáticas durante a transição da fenda para uma bolsa periodontal. [46] A tensão de oxigénio ou Eh diminui ainda mais e torna-se altamente anaeróbia e o fluxo do GCF aumenta. As bactérias maioritariamente proteolíticas que vivem na bolsa periodontal aumentam o pH para níveis alcalinos (pH 7,4-7,8; em comparação com valores neutros na saúde) que, por sua vez, promovem o crescimento de bactérias como a Porphyromonas gingivalis. [47]

Saúde e doença gengival:

O sulco gengival saudável tem uma flora escassa dominada por proporções quase iguais de

Os organismos Gram-positivos e anaeróbios facultativos, as espiroquetas e os bastonetes móveis constituem menos de 5% dos organismos indicados nos quadros seguintes. Com o aumento da gravidade da doença, as proporções de organismos anaeróbios estritos, Gram-negativos e móveis aumentam significativamente.

[48]

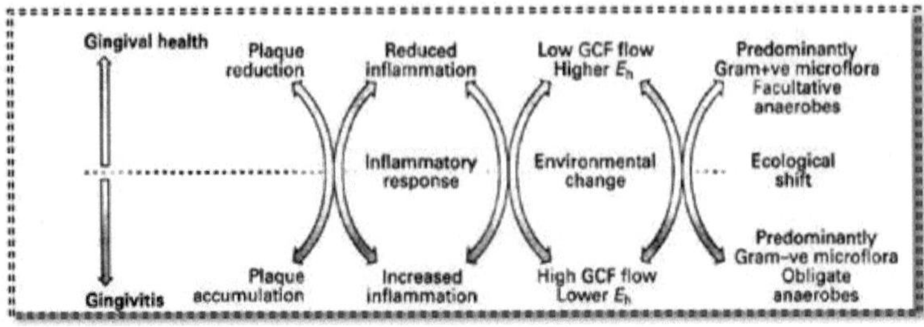

Fig. 25: A hipótese da placa ecológica e o GCF

Morfotipos bacterianos predominantes na placa bacteriana em:

(a) Saúde

(b) Gengivite

(c) Periodontite

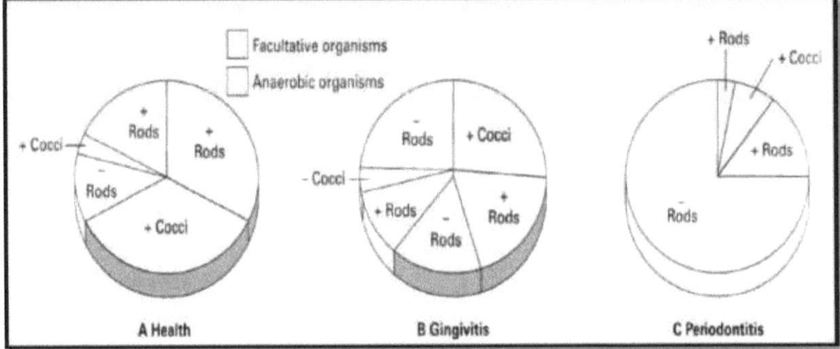

Fig: 26

Tabela: 9 Micro-organismo com os vários tipos de doenças periodontais [48]

Condição	Microrganismos predominantes	Comentários
I Saúde	*Streptococcus sanguis Streptococcus oralis Actinomyces naeslundii Actinomyces viscosus Veillonella* spp.	Principalmente cocos Gram-positivos com poucas espiroquetas ou bastonetes móveis
1 Gengivite marginal crónica	*Streptococcus sanguis Streptococcus milleri Actinomyces israelii Actinomyces naeslundii Prevotella intermedia Capnocytophaga* spp. *Fusobacterium nudeatum Veillonella* spp.	Cerca de 55% das células são Gram-positivas com espiroquetas ocasionais e rads móveis
Periodontite crónica	*Porphyromonasgingivalis Prevotella intermedia Fusobacterium nudeatum Tannerella forsythia* (anteriormente *Bacteroides forsythus) Actinobacillus actinomycetemcomitans Selenomonas* spp. *Capnocytophaga* spp. Espiroquetas	Cerca de 75% das células são Gram-negativas (90% são anaeróbios estritos). Os bastonetes móveis 1 e as espiroquetas são proeminentes
I Periodontite agressiva	*Actinobacillus actinomycetemcomitans Capnocytophaga* spp. *Porphyromonas gingivalis Prevotella intermedia*	Cerca de 65-75% das bactérias são bacilos Gramnegativos. Poucas espiroquetas ou rads móveis estão presentes. Estas doenças podem[1]

	estar associadas a defeitos imunitários celulares ou genéticos

Periodontite

A doença periodontal pode ser classificada, em termos gerais, em gengivite e periodontite. As caraterísticas clínicas da gengivite relacionada com a placa bacteriana são vermelhidão, edema e hemorragia. A periodontite desenvolve-se normalmente a partir de uma gengivite pré-existente; no entanto, nem todas as gengivites evoluem para periodontite [48]

- A forma agressiva de periodontite inclui as anteriormente categorizadas como Periodontite Juvenil (Localizada ou generalizada), rapidamente progressiva e pré-púbere.
- Os principais agentes patogénicos Gram-negativos do periodonto atualmente reconhecidos incluem *Porphyromonas Gingivalis, Prevotella intermedia, Tannerella forsythia (anteriormente Bacteroides forsythus)* e *Actinobacillus Actinomycete mcomitans.*
- Na periodontite do adulto, a microflora muda de cocos aeróbios, não móveis, Gram-positivos para bacilos anaeróbios, móveis, Gram-negativos.
- A periodontite agressiva, localizada ou generalizada, está fortemente associada ao *Actinobacillus Actinomycetemcomitans*, isoladamente ou em sinergia com *Capnocytophaga spp.* e *Porphyromonas gingivalis.*
- A gengivite ulcerosa necrosante é uma infeção polimicrobiana específica, anaeróbia, devida à atividade combinada de *Fusobacterium nucleatum* e de *espiroquetas* orais (*Treponema spp.*) O complexo *fusospiroqueta* é igualmente importante. [48, 49]

Infecções endodônticas

A flora microbiana dos canais radiculares tem sido estudada extensivamente ao longo dos anos, utilizando diferentes técnicas de amostragem e métodos de identificação. Os conceitos actuais sugerem que o número de espécies bacterianas num canal radicular infetado pode variar de uma a mais de 12 (cerca de 7-20) e o número de células bacterianas de <102 a >108 por amostra.

Microflora nas Infecções Endodônticas Primárias

A microbiota do canal radicular é muito semelhante à microbiota da bolsa periodontal. Encontram-se também *cocos* Gram-positivos, *bastonetes* anaeróbios, *bactérias entéricas* e *P. aeruginosa.* [50]

Agentes patogénicos envolvidos na infeção endodôntica [50]

TABELA: 10 PREVALÊNCIA DE ESPÉCIES (%)

Peptostreptococos	*16*	*Actinomyces spp. 7.1*
Streptococcus	*14.2*	*Candida Albicans 3,6*
Porphyromonas	*12.2*	*Veillonella spp. 2.5*
Enterococcus Faecalis	*9.6*	*Eubacterium spp. 2.5*
Staphylococcus Salivarius	*8.6*	*Bacillus Spp. 2.0*
Prevotella Spp.	*8.1*	*Escherichia coli 1.6*
Lactobacillus Spp.	*7.1*	

Infeção dentoalveolar da cavidade oral

Abscesso dentoalveolar:

O abcesso dentoalveolar agudo, uma sequela de cárie dentária, trauma ou tratamento radicular falhado, é a infeção bacteriana orofacial mais comum. Desenvolve-se através da extensão da lesão cariosa inicial e da disseminação de bactérias para a polpa. As bactérias e os seus produtos tóxicos provocam a formação de pus, induzindo uma inflamação aguda através do forame apical. A cultura e os métodos moleculares confirmaram a sua natureza polimicrobiana, que é uma mistura de anaeróbios obrigatórios e facultativos. Nas infecções mistas, os anaeróbios estritos superam os facultativos numa proporção que varia entre 1,5 e 3,1. [51]

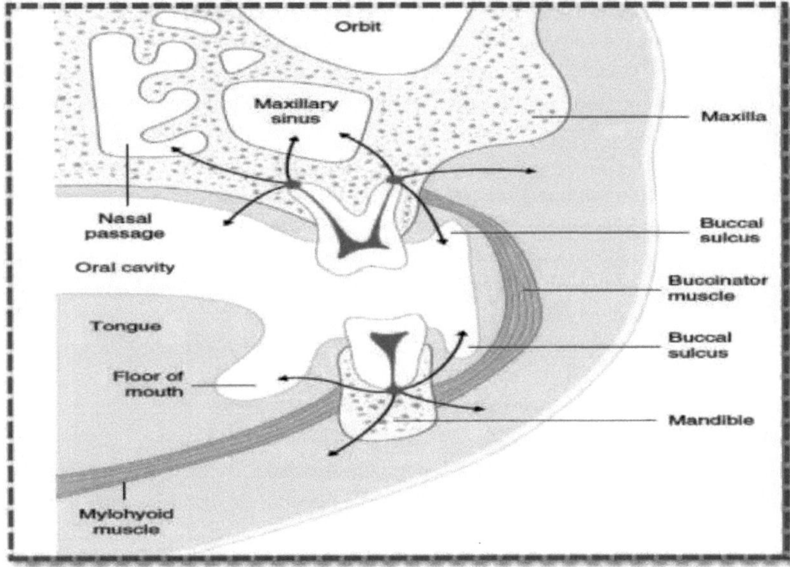

Fig: 27 Via pela qual a infeção se pode propagar a partir da região periapical [52]

1. Anaeróbios facultativos: *Os estreptococos* do grupo *dos viridianos* incluem o grupo *mitis*, *o grupo oralis*, o grupo *salivarius*, o grupo *sanguinis* e o grupo *mutans*. O grupo anginosus (anteriormente designado por "*Streptococcus milleri*" ou *Streptococcus anginosus*) também é identificado e notificado com diferentes graus de exatidão. Foi referido que *o Staphylococcus aureus* ocorre mais frequentemente em abcessos dentários graves em crianças. [53]

2. Anaeróbios obrigatórios: As espécies comuns isoladas são *Prevotella, Porphyromonas* e *Fusobacterium spp.* As mais frequentemente registadas são *P. intermedia, P. nigrescens e P. pallens.* Entre o *género Porphyromonas,* foram isolados *P. endodontalis, P. gingivalis e F. nucleatum* do *género Fusobacterium.* Melhorias na amostragem, cultura e identificação resultaram na descoberta de microrganismos que não são "familiares". Estes incluem membros do género Atopobium (*coccobacilos* Gram-positivos estritamente anaeróbios), por exemplo, *Atopobium parvulum* e *Atopobium rimae.* Os bastonetes Gram-positivos anaeróbios incluem *Bulleidia extructa, Cryptobacterium curtum, Eubacterium sulci, Mogibacterium timidum* e

Mogibacterium vescum (Sakamoto et al, 2006), Pseudoramibactera lactolyticus e *Slakia exigua* (Siqueira e Rocas, 2003c) [53]

Facultative anaerobes	Obligate anaerobes
Streptococcus milleri	Peptostreptococcus species
Streptococcus sanguis	Porphyromonas gingivalis
Actinomyces spp.	Prevotella intermedia
	Fusobacterium nucleatum

Tabela: 11 Bactérias mais comuns isoladas em abcesso dentoalveolar

Osteomielite

Como a maioria dos casos de osteomielite começa como abcesso dentoalveolar, estes partilham a mesma microbiota. No entanto, é possível que agentes patogénicos diferentes dos da microbiota oral possam atingir os tecidos ósseos através de bacteriemia transitória, que é comum após procedimentos cirúrgicos ou traumas. *O Staphylococcus aureus está* implicado em 90% dos casos de osteomielite. *S. aureus, S. epidermidis, Pseudomonas aeruginosa, Serratia marcescens* e *Escherichia coli* são também isolados em casos de osteomielite crónica. Na osteomielite crónica associada a infecções odontogénicas anteriores, a etiologia da osteomielite dependerá da microbiota do processo infecioso anterior e, normalmente, é composta por uma população microbiana mista, como *Tannerella, Prevotella, Porphyromonas* e *Fusobacterium, Parvimonas* e *Eikenella*, sobretudo *Actinomicetos* e *Estafilococos.* [54]

Tabela: 12 Flora mais comum na osteomielite

Staphylococcus aureus Staphylococcus epidermidis Pseudomonas aeruginosa Serratia marcesecens Escherichia coli Tannerella species Prevotella Species Porphyromonas species Fusobacterium parvimonas Eikenella species Actinomycetes species

INFECÇÕES DO ESPAÇO FACIAL

Uma infeção dentoalveolar, se não for devidamente tratada, pode rapidamente propagar-se bilateralmente para os espaços tecidulares (submandibular, sublingual e submental) na cabeça e no pescoço. Trata-se de uma infeção grave e potencialmente fatal que necessita de intervenção imediata. [55]

Microorganismos comuns:

Os organismos mais frequentemente isolados em doentes com esta infeção são o *Streptococcus viridians* e *o Staphylococcus aureus.* Os anaeróbios também estão frequentemente envolvidos, incluindo *bacteroides, peptostreptococos* e *peptococos.* Outras bactérias Gram-positivas que foram isoladas, incluindo *Fusobacterium nucleatum, Aerobacter aeruginosa, Spirochetes* e *Veillonella, Candida, Eubacteria* e espécies de *Clostridium.* Os organismos Gram-negativos que foram isolados incluem *espécies de Neisseria, Escherichia coli, espécies de Pseudomonas, Haemophilus influenza* e espécies de *Klebsiella, Prevotella spp.* e *Porphyromonas spp.* também foram isoladas. [56, 57]

Tabela: 13 Microrganismos na infeção espacial

- Streptococcus viridians
- Staphylococcus aureus
- Fusobacterium nucleatum
- Aerobacter aeruginosa
- Espiroquetas
- Espécies de Veillonella
- Espécies de Candida
- Espécies de Eubactérias
- Espécies de Clostridium
- Espécies de Neisseria
- Escherichia coli
- Espécies de Pseudomonas
- Hhaemophilus influenza
- Espécies de Klebsiella
- Espécies de Prevotella
- Espécies de Porphyromonas

Actinomicose cervicofacial:

Doença granulomatosa endógena, que se apresenta geralmente no ângulo da mandíbula e está relacionada com traumatismos ou com uma história de extração dentária, causada principalmente por *Actinomyces israelii*; podem estar presentes "grânulos de enxofre" no pus. Embora *A. bovis* e *A. naeslundii* possam ocasionalmente ser isolados. Numa minoria, pode ser isolado *Actinobacillus actinomycetemcomitans* numa cultura mista com *Actinomyces israelii.* [58]

Angina de Ludwig:

Uma infeção dentoalveolar inadequadamente tratada pode progredir e causar um inchaço generalizado dos espaços tecidulares (submentoniano, sublingual e submandibular) na cabeça e no pescoço, com a propagação da infeção através dos espaços fasciais até ao mediastino, uma situação referida como angina de Ludwig. As espécies bacterianas mais frequentemente encontradas na angina de Ludwig incluem *Prevotella spp, Porphyromonas spp, Fusobacterium spp* e *estreptococos anae*róbios. Ocasionalmente, foram recuperados *estafilococos, enterobactérias* e coliformes em casos de angina de Ludwig. [59]

Sialadenite bacteriana:

A inflamação das glândulas salivares é designada por sialadenite e pode surgir devido a uma infeção bacteriana ou viral. Historicamente, a sialadenite supurativa era considerada uma infeção causada principalmente por ***Staphylococcus aureus*** e a condição era uma complicação pós-operatória reconhecida em pacientes hospitalizados submetidos a cirurgia geral. [60]

INFECÇÃO FÚNGICA DA CAVIDADE ORAL

A maioria das infecções fúngicas orais solitárias ou primárias são raras, com exceção da candidíase oral. A candidíase é a principal infeção que a maioria dos médicos dentistas irá observar na prática clínica. Se não for diagnosticada precocemente e tratada de forma agressiva, a mucormicose pode ser uma infeção fúngica oral e maxilofacial localmente invasiva e desfigurante. Esta revisão inclui várias infecções fúngicas orais e maxilofaciais, incluindo *mucormicose, candidíase, aspergilose, blastomicose, histoplasmose, criptococose* e coccidioidomicose [61]

Candidíase:

A candidíase é causada por um fungo do tipo *levedura, Candida albicans*. Outras espécies como *C. tropicalis, C. parapsilosis, C. stellatoidea e C. krusei* também podem estar envolvidas. A Candida é um componente da microflora oral normal, sendo transportada na cavidade oral por 30 a 50% das pessoas, e é mantida sob controlo através de mecanismos de defesa específicos e não específicos e também pela competição dos micróbios da flora normal. A colonização no recém-nascido ocorre a partir da flora vaginal da mãe ou de outras fontes exógenas. A maioria das pessoas é normalmente portadora de uma estirpe distinta de Candida e o colonizador é normalmente o culpado (estirpe infetante) se ocorrer alguma infeção. [30] *A C. albicans* existe em duas formas - uma caraterística conhecida como dimorfismo (levedura e forma hifal). A candidíase é a infeção fúngica mais comum nos seres humanos. No entanto, a simples presença do microrganismo não é suficiente para causar a doença. A candidíase é uma infeção oportunista que surge durante a imunossupressão ou uma mudança drástica na flora oral. [61, 62]

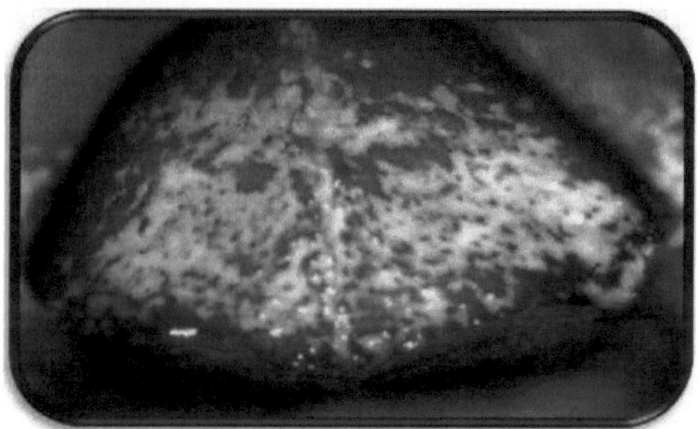

Fig: 28 Candidíase psedomembranosa

Tabela: 13 Tipos de espécies de candida [63]

Candida albicans
Candida dubiiniensis
Candida famata
Candida glabrata Candida guilliermondii Candida inconspicua Candida kefyr Candida krusei
Candida iusitaniae Candida norvegensis Candida parapsiiosis Candida rugosa Candida tropicalis

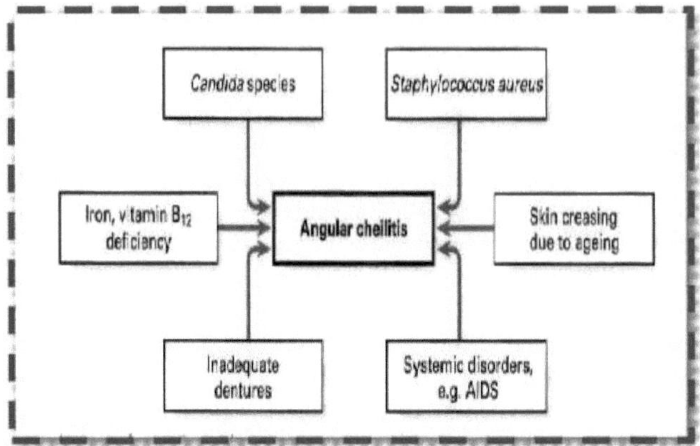

Tabela: 14 Factores etiológicos implicados na queilite angular [63]

Infecções fúngicas orais e maxilofaciais superficiais e profundas	
Micoses superficiais	*Micoses profundas*
Candidíase	Subcutâneo
Estomatite hiperplásica	Esporotricose Entomoftoromicose
Eritematoso Romboide mediano glossite	Lobomicose Cromomicose
Pseudomembranoso cutâneo	Rinosporidiose
Queilite angular Pneumonia *Micoses sistémicas profundas*	
Histoplasmose Blastomicose	Coccidioidomicose Paracoccidioidomicose
Criptococose *Oportunista profundo*	
AspergiloseMucormicose Peniciliose Basidiomicose	Geotricose Trichosporon Cefalosporiomicose Paecilomicose
Alternariose Cercosporomicose	Fusariomicose

O PAPEL DA FLORA ORAL NA INFECÇÃO SISTÉMICA

As doenças orais relacionadas com a placa bacteriana, especialmente a periodontite, podem alterar o curso e a patogénese de várias doenças sistémicas. Este facto está relacionado com uma crença comum denominada "teoria da infeção focal", segundo a qual uma infeção localizada, muitas vezes assintomática, pode disseminar microrganismos ou as suas toxinas para locais distantes do corpo e causar doença. [1]

Proposed mechanisms linking oral infections to secondary systemic disease	
Metastatic infection	Microbes gain entry into the circulatory system through breaches in the oral vascular barrier (bacteremias)
Metastatic injury	Products of bacteria (cytolytic enzymes, exotoxins, and endotoxins) gain access to the cardiovascular system in individuals suffering from periodontitis
Metastatic inflammation	Soluble antigens enter the bloodstream from the oral route, react with circulating specific antibodies, and form macromolecular complexes, leading to immune-mediated disease such as Behçet syndrome (immunologic injury)

Métodos de diagnóstico para analisar a microflora oral

A microbiologia de diagnóstico envolve o estudo de amostras colhidas de doentes suspeitos de terem infecções. O resultado final é um relatório que deve ajudar o médico a chegar a um diagnóstico definitivo e a tomar uma decisão sobre a terapêutica antimicrobiana. Por conseguinte, os médicos devem estar familiarizados com as técnicas de colheita de amostras e compreender os princípios e as técnicas subjacentes à análise laboratorial. O diagnóstico de uma doença infecciosa implica uma série de decisões e acções por parte de muitas pessoas. O ciclo de diagnóstico começa quando o clínico recolhe uma amostra microbiológica e termina quando o clínico recebe o relatório do laboratório e utiliza a informação para gerir a doença. [66]

As etapas do ciclo de diagnóstico são:

1. Pedido clínico e fornecimento de informações clínicas
2. Recolha e transporte de amostras adequadas
3. Análises laboratoriais
4. Interpretação do relatório microbiológico e utilização da informação.

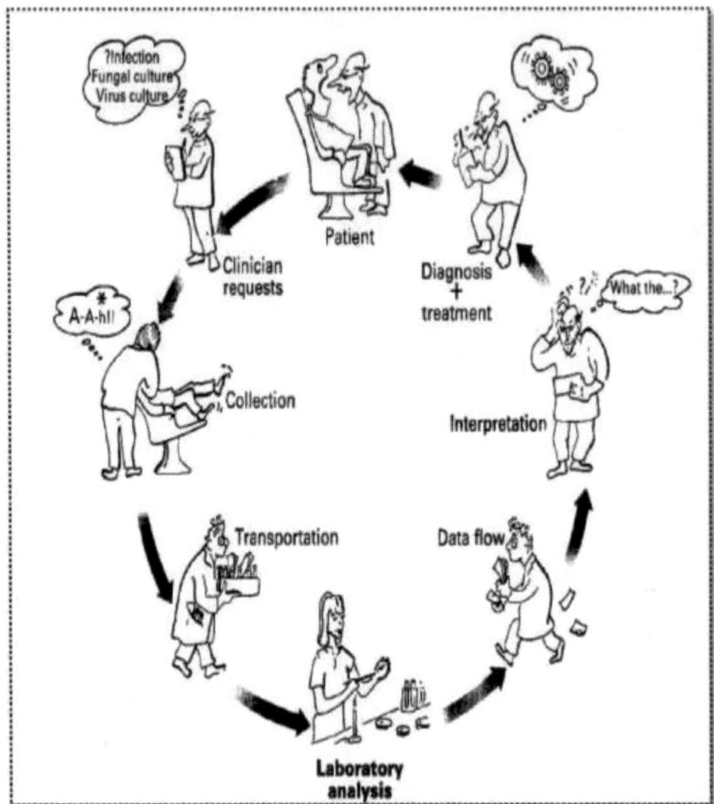

Fig: 29 O ciclo de acontecimentos importantes na microbiologia de diagnóstico,

Representação da interação entre o clínico e o laboratório de microbiologia [64, 65]

ANÁLISE LABORATORIAL

Nos laboratórios de microbiologia de diagnóstico, é recebida uma grande variedade de amostras, que são analisadas através de vários métodos. O processo analítico de uma amostra de pus de um abcesso dentário é apresentado abaixo, como ilustração num diagrama.

1. Fazer um esfregaço da amostra, corar pelo método de Gram e examinar ao microscópio. (Um esfregaço é feito espalhando uma pequena quantidade de pus numa lâmina de vidro limpa e fixando-a a quente).
2. Inocular a amostra em duas placas de ágar-sangue para cultura em condições aeróbias e anaeróbias (estas placas são designadas por placas primárias).
3. Incubar as placas de ágar-sangue durante 2-3 dias a 37°C (porque a maioria dos agentes patogénicos orais são anaeróbios de crescimento lento; para isolar aeróbios, é adequado um período de incubação de 18 horas).
4. Inspecionar as placas para verificar o crescimento. Observar as formas e o tamanho dos diferentes tipos de colónias para subcultura. As infecções podem ser devidas a um organismo (monomicrobianas) ou a mais do que um organismo (polimicrobianas), como no caso da

maioria das infecções dentoalveolares, em que as amostras produzem normalmente uma mistura de dois ou três organismos.

5. Isolar o(s) agente(s) patogénico(s) putativo(s) através de subcultura em placa(s) de ágar sangue fresco (culturas de um único organismo) e incubar a 37°C durante 24 a 48 horas.

6. Colher uma cultura pura do agente patogénico e identificar utilizando reacções bioquímicas, meios selectivos ou reacções de anticorpos específicos (ver abaixo).

7. Os testes de sensibilidade aos antibióticos podem ser efectuados no crescimento misto obtido do pus (testes de antibióticos primários) ou no(s) organismo(s) puro(s) obtido(s) na etapa 6 (testes de antibióticos secundários) (ver abaixo).

Por último, é de notar que o microbiologista pode emitir um relatório provisório após 2 dias, mas o relatório final pode demorar mais tempo [(65)]

Análise laboratorial de uma amostra de pus ilustrando as interações entre o laboratório e o clínico [66]

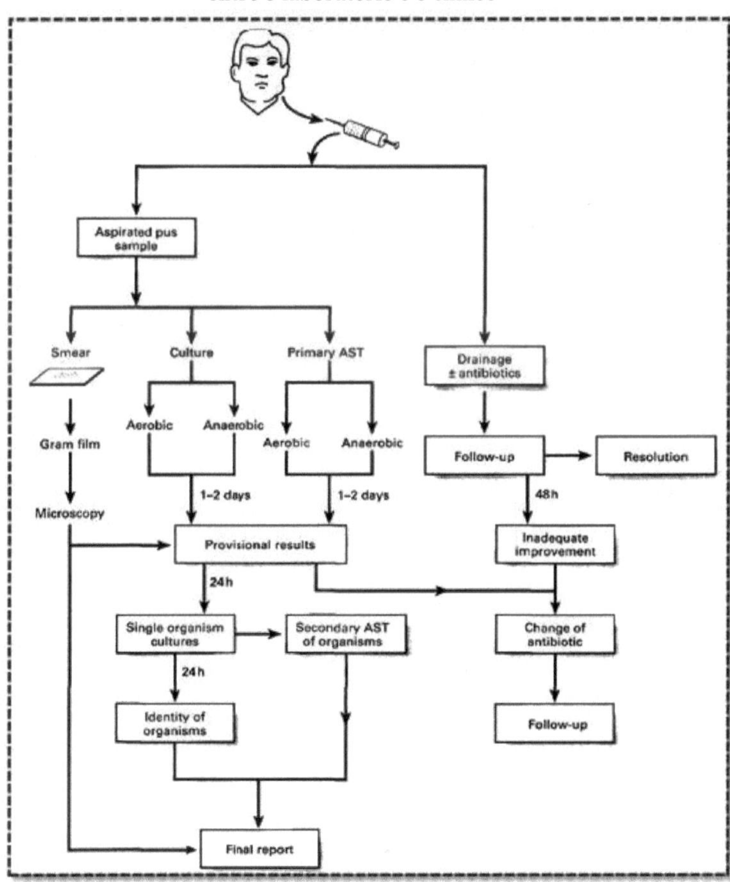

Fig: 30

CAPÍTULO 7

MÉTODOS LABORATORIAIS

São utilizados vários métodos e técnicas no diagnóstico laboratorial das infecções, que podem ser classificados em termos gerais em:

(1) Métodos não culturais

Estes são muitos e variados, e incluem:

- Métodos microscópicos (microscopia ótica, microscopia eletrónica)
- Deteção de micróbios através da sondagem dos seus genes utilizando ferramentas moleculares.

(2) Métodos culturais

Métodos clássicos de diagnóstico, nos quais:

- São utilizados meios sólidos ou líquidos para o crescimento de bactérias e fungos
- As células de cultura derivadas de animais e de seres humanos são utilizadas para o crescimento viral

(3) Métodos imunológicos

Estes são utilizados para:

- Identificar os organismos
- Detetar anticorpos nos fluidos corporais de um doente (por exemplo, soro, saliva), especialmente quando o organismo não pode ser cultivado em meios laboratoriais. [66]

Métodos microscópicos

1. **Microscopia de luz:** Microscopia de campo claro ou microscopia padrão. Rotineiramente utilizado em microbiologia diagnóstica, os esfregaços corados de lesões são examinados com a objetiva de imersão em óleo (x100), utilizando a ocular de óleo, o que resulta numa ampliação de x 1000. As películas húmidas são examinadas com uma objetiva seca (x40) (por exemplo, para demonstrar a motilidade das bactérias)
2. **Microscopia de fundo escuro:** O espécime é iluminado obliquamente por um condensador especial, de modo a que os raios de luz não entrem diretamente na objetiva. Em vez disso, os organismos aparecem brilhantes, à medida que os raios de luz os atingem, contra o fundo escuro.
3. **Microscopia de contraste de fase:** Embora raramente utilizada em microbiologia de diagnóstico, esta técnica pode ser utilizada para definir a estrutura pormenorizada de micróbios não corados.
4. **Microscopia de fluorescência:** As técnicas de fluorescência são amplamente utilizadas, especialmente em imunologia. Este método utiliza o princípio da emissão de um comprimento de onda de luz diferente quando a luz de um comprimento de onda incide num objeto fluorescente. Normalmente, é utilizada luz ultravioleta e as bactérias ou células são coradas com corantes fluorescentes, como a auramina; por exemplo, para detetar antigénios microbianos numa amostra, esta é "corada" com anticorpos específicos marcados com corantes fluorescentes. [64]

A coloração mais comummente utilizada em microbiologia de diagnóstico é a coloração **de Gram**.

Técnica de coloração de Gram.

1. Após a **fixação térmica** da película seca (passando suavemente por uma chama), inundar com violeta cristal durante 15 s. Em seguida, lavar o excesso.
2. Inundar com **iodo de Lugol** durante 30 s (para fixar a mancha); lavar o excesso.

3. Passo crítico. **Descolorir** com **acetona ou álcool** durante cerca de 5 s. Quando não houver cor azul no esfregaço, lavar imediatamente com água.
4. **Corar** com **carbolfucsina** diluída durante 30 s (ou vermelho neutro durante 2 min).
5. Lavar com água e secar com um pano. Caraterísticas da coloração. De acordo com os resultados

na coloração de Gram, as bactérias podem ser Gram-positivas ou Gram-negativas

- As bactérias Gram-positivas retêm a coloração violeta resistindo à descoloração e são coradas de azul-preto profundo.
- As bactérias Gram-negativas perdem a coloração violeta durante a descoloração e são, por isso, contra-coradas com rosa, a cor da carbolfucsina. [64]

Técnica de Ziehl-Neelsen

Algumas bactérias, como os *bacilos da tuberculose*, são difíceis de corar pelo método de Gram porque possuem uma parede celular externa espessa e cerosa. Em vez disso, é utilizada a técnica de Ziehl-Neelsen. Os organismos são expostos a carbolfucsina concentrada e quente durante cerca de 5 minutos, descolorizados com ácido e álcool (daí o termo *bacilos* álcool-ácido resistentes) e, finalmente, **corados** com **azul de metileno ou verde de malaquite. Os bacilos coram-se de vermelho contra um fundo azul.** [64]

Deteção de micróbios por sondagem dos seus genes

1. Reação em cadeia da polimerase

Podem ser detectados números muito pequenos de bactérias (10-100) em amostras de doentes utilizando as técnicas padrão de reação em cadeia da polimerase (PCR), enquanto técnicas mais sofisticadas podem detetar uma sequência de ADN proviral do vírus da imunodeficiência humana (VIH) em 106 células. A principal vantagem deste método é a sua rapidez (algumas horas em comparação com muitos dias para as técnicas culturais convencionais). No entanto, as reacções de PCR podem produzir dados não específicos, pelo que é importante uma seleção judiciosa dos iniciadores e uma condução cuidadosa dos ensaios (para evitar que os contaminantes dêem origem a resultados falsos positivos). Por estas razões, as técnicas de PCR não são comuns no laboratório de diagnóstico, mas com os novos desenvolvimentos, como a tecnologia de microarray e a nested PCR, é apenas uma questão de tempo até que esta técnica se torne mais popular. [65]

2. Sondas de ácido nucleico

Nesta técnica, é utilizada uma molécula de ácido nucleico de cadeia simples marcada para detetar uma sequência complementar de ADN do agente patogénico na amostra do doente, através da hibridação com a mesma. As sondas são obtidas, em primeiro lugar, a partir de ADN natural, clonando fragmentos de ADN em vectores plasmídicos adequados e isolando depois o ADN clonado. No entanto, se a sequência do gene alvo (no agente patogénico) for conhecida, as sondas de oligonucleótidos podem ser sintetizadas e marcadas com um isótopo radioativo ou com compostos que produzem reacções coloridas em condições adequadas. Esta técnica não é sensível para a deteção de pequenos números de organismos (ou seja, poucos números de cópias do gene) em amostras clínicas. No entanto, uma combinação da técnica de PCR (para produzir números de cópias elevados) e a hibridação com uma sonda de oligonucleótidos será provavelmente o método de escolha para identificar organismos que são lentos ou difíceis de cultivar em laboratório. [65]

Métodos culturais

As bactérias crescem bem em meios artificiais, ao contrário dos vírus que necessitam de células vivas para crescer. O ágar-sangue é o meio de cultura bacteriano mais utilizado. É um exemplo de um meio não seletivo, uma vez que muitos organismos podem crescer nele. No entanto, quando são incorporados produtos químicos nos meios para impedir o crescimento de certas espécies bacterianas e promover o crescimento de outras, podem ser desenvolvidos meios selectivos (por exemplo, a adição de sais biliares ajuda a isolar enterobactérias de uma amostra de fezes, suprimindo o crescimento da maioria dos organismos comensais do intestino). Alguns exemplos de meios selectivos e da sua utilização são apresentados no quadro. [66] Os principais constituintes dos meios bacteriológicos são:

- **Água**
- **Ágar:** um hidrato de carbono obtido a partir de algas marinhas (como o ágar funde a 90°C e solidifica a 40°C, os nutrientes sensíveis ao calor podem ser adicionados à base de ágar antes de o meio solidificar)
- **Componentes de enriquecimento do crescimento: por exemplo**, extrato de levedura, extrato de carne (estes contêm hidratos de carbono, proteínas, sais inorgânicos, vitaminas e factores de crescimento para o crescimento bacteriano)
- **Sangue:** sangue de cavalo desfibrinado ou sangue de carneiro.

Preparação de meios sólidos e procedimento de inoculação

Quando todos os ingredientes necessários tiverem sido adicionados ao ágar fundido, este é distribuído, ainda quente, em placas de Petri de plástico ou de vidro. O ágar arrefecerá gradualmente e endurecerá à temperatura ambiente, dando origem a uma placa pronta para a inoculação da amostra. O objetivo da inoculação da amostra ou de uma cultura de bactérias num meio sólido é obter colónias discretas de organismos após uma incubação adequada. Por conseguinte, deve ser utilizada uma técnica normalizada. [66]

Fig: 31 Método de inoculação de uma placa de ágar para obter colónias discretas de bactérias (os números indicam as etapas de inoculação).

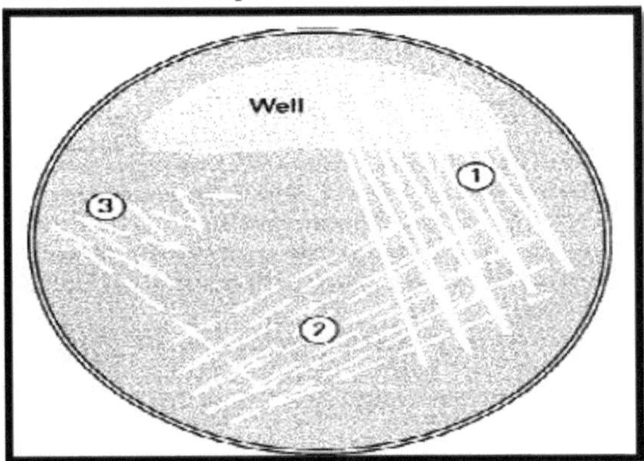

Os meios sólidos são mais úteis do que os meios líquidos, uma vez que facilitam

- Formação discreta de colónias, permitindo a colheita de colónias únicas e puras da placa primária para subcultura numa placa secundária. O crescimento puro da cultura secundária pode então ser utilizado para a identificação do organismo através de testes bioquímicos, etc.
- A observação das caraterísticas coloniais é útil para a identificação dos organismos.

• Quantificação de organismos em unidades formadoras de colónias (CFU). Isto é valioso tanto na investigação como na microbiologia de diagnóstico (por exemplo, se uma amostra de urina produzir mais de 105CFU/ml, considera-se que o doente tem uma infeção do trato urinário; uma amostra mista de saliva com mais de 106CFU/ml de *Streptococcus mutans* indica uma atividade cariogénica elevada).

Meios líquidos

Os meios líquidos são utilizados em microbiologia para

• Promover o crescimento de um pequeno número de bactérias presentes em amostras contaminadas com antibióticos. O antibiótico é diluído no meio fluido, promovendo assim o crescimento do organismo.

• Promovem preferencialmente o crescimento de uma bactéria específica enquanto suprimem outras bactérias comensais presentes na amostra. Estes são chamados meios de enriquecimento,[66] Por exemplo, o caldo de selenito F utilizado para culturas de fezes testa as actividades bioquímicas das bactérias para fins de identificação.

Tabela: 17 Constituintes e utilizações de alguns meios sólidos e líquidos de uso corrente

Constituintes e utilizações de alguns meios sólidos e líquidos de uso corrente

Médio	Ingredientes principais	Utilização
Meios sólidos		
Ágar nutriente	Caldo de nutrientes, ágar	Objetivo geral
Ágar sangue	Ágar nutriente, 5-10 % de sangue de cavalo ou de carneiro	Muito popular, utilização geral
Ágar chocolate	Ágar sangue aquecido	Isolamento de Haemophilus e Neisseria spp.
Ágar CLED	Peptona, L-cistina, lactose, etc.	Cultura de coliformes
Sensibilidade aos antibióticos	Peptona e um meio semi-sintético	Testes de sensibilidade aos antibióticos
Meios líquidos		
Peptona	Peptona, cloreto de sódio, água	Utilização geral: base para ensaios de fermentação de açúcares
Caldo de nutrientes	Água de peptona , extrato de carne	Cultura geral
Robertson's meat medium	Caldo de nutrientes, carne picada	Principalmente para a cultura de anaeróbios
Caldo de selenito F	Água de peptona, selenito de sódio	Meio de enriquecimento para Salmonella e Shigella spp.

CLED, deficiência de cistina - lactose - eletrólito.

Meios de cultura de sangue

Quando o agente infecioso está a circular no sangue (por exemplo, na *septicemia, endocardite, pneumonia)*, este tem de ser assepticamente retirado por punção venosa e cultivado. A cultura do sangue tem de ser efectuada em meios líquidos especiais, tanto em condições aeróbias como anaeróbias.

O sangue é transferido assepticamente para um meio de cultura rico (por exemplo, caldo de infusão cérebro-coração) contendo anticoagulantes. As culturas são verificadas quanto à turbidez e à produção de gás diariamente, até uma semana (em muitos laboratórios este processo é agora automatizado e são utilizadas máquinas para detetar o crescimento bacteriano). As culturas positivas são objeto de amostragem e o(s) organismo(s) é(são) isolado(s) e identificado(s). [66]

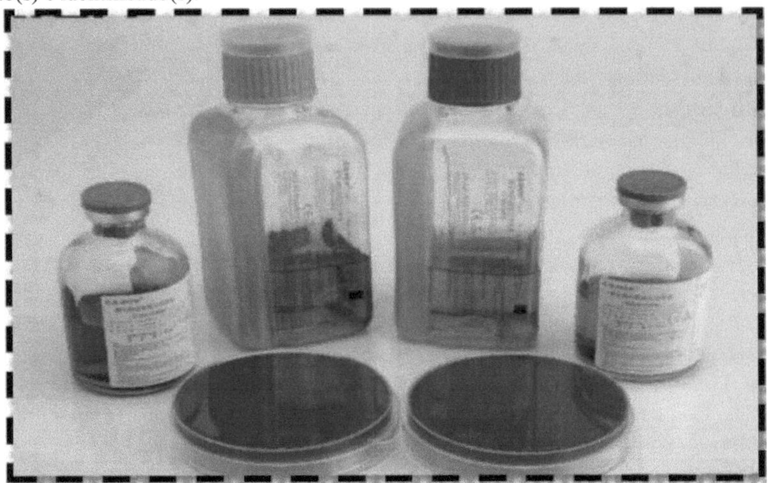

Fig: 32 Meios sanguíneos

Meios de transporte

Os espécimes são transportados da clínica para o laboratório num meio de transporte, o que ajuda a manter a viabilidade dos organismos em trânsito.

1. **Meios de transporte bacteriológicos:** É muito utilizado um ágar semissólido, não nutritivo, como o meio de transporte Stuart. Contém também **ácido tioglicólico**, como agente redutor, e electrólitos.
2. **Meio de transporte viral:** Este é um termo geral que descreve uma solução que contém proteínas e sais equilibrados que estabilizam o vírus durante o transporte. São também adicionados agentes antimicrobianos para matar quaisquer bactérias presentes na amostra.

Requisitos atmosféricos ideais para a inoculação

Uma vez inoculadas, as placas de ágar podem ser incubadas:

- **Aerobicamente:** Mas a adição de 10% de dióxido de carbono aumenta o crescimento da maioria dos agentes patogénicos humanos.
- **Anaeróbia:** A maioria das bactérias, especialmente os agentes patogénicos orais, são anaeróbios estritos e só crescem na ausência de oxigénio. As condições anaeróbias podem ser produzidas num frasco selado ou em grandes incubadoras anaeróbias. Em ambos os casos, o oxigénio ambiental é substituído por azoto, hidrogénio e dióxido de carbono.
- À temperatura do corpo: 37°C (algumas bactérias crescem bem a uma temperatura mais alta ou mais baixa; os fungos crescem normalmente à temperatura ambiente).[66,67]

Tabela: 18 Identificação de bactérias

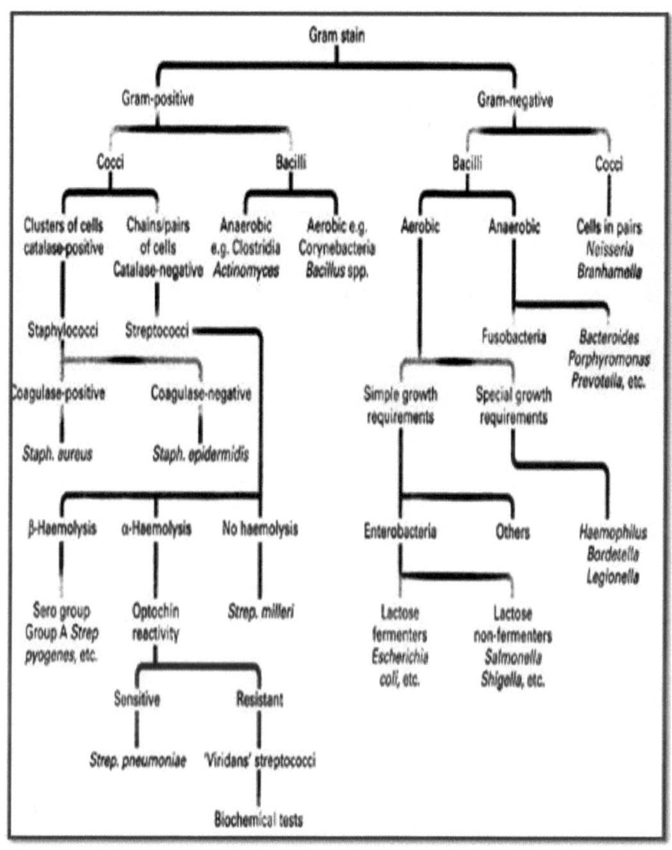

CAPÍTULO 8

TESTES BIOQUÍMICOS

Cada espécie bacteriana tem um perfil bioquímico caraterístico que é importante para a sua identificação. Estes incluem:

❖ Fermentação de açúcares e perfil de fermentação. A cultura pura é incubada com açúcares específicos e verificada quanto à produção de ácido e gás ou ambos.

❖ Perfil enzimático. O organismo é incubado com um substrato enzimático adequado. Se a enzima for segregada pelo organismo, esta reagirá com o substrato e provocará uma mudança de cor. Além disso, algumas bactérias podem ser identificadas principalmente pela produção de uma enzima caraterística. Assim, a coagulase produzida pelo *Staphylococcus aureus* coagula o plasma e é uma enzima específica deste organismo. Outro exemplo é a lecitinase produzida pelo *Clostridium perfringens*.

Kits de identificação comercial

A identificação definitiva de um organismo exige a realização de testes para um espetro de enzimas, bem como a sua capacidade de fermentar (decomposição anaeróbia) ou assimilar (decomposição aeróbia) uma série de hidratos de carbono. Isto é facilitado por kits disponíveis no mercado, como os sistemas API e AnIdent, que incorporam uma vasta gama dos testes acima referidos (normalmente 20) num único sistema de kit.

Método: Inocula-se uma cultura pura do organismo a testar em cada pequeno poço (cúpula) contendo o hidrato de carbono ou o produto químico adequado e incuba-se durante a noite. A alteração de cor ou turbidez resultante de cada teste é então comparada com uma tabela de cores padrão (fornecida pelos fabricantes) e classificada. O perfil numérico assim obtido para o organismo é comparado com um perfil compilado a partir de culturas tipo, e o grau de concordância entre os perfis dos dois organismos permite a identificação da bactéria testada.

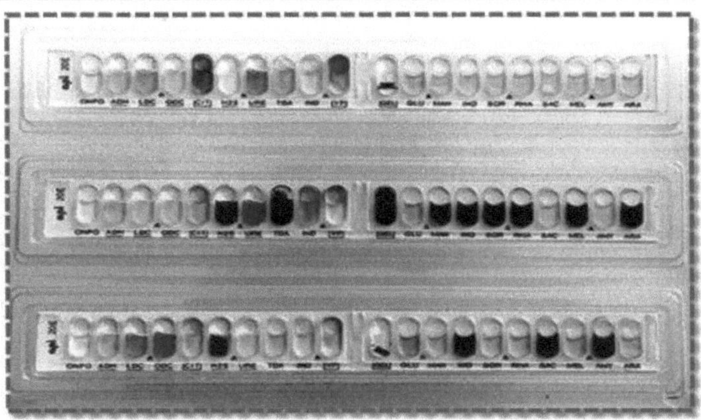

Fig. 33 Um kit de identificação comercial de 20 testes bioquímicos utilizado para especificar (identificar ao nível da espécie) enterobactérias. São utilizados kits semelhantes para especificar outros géneros de bactérias.

Organismos de subtipagem

É importante perceber que os organismos pertencentes à mesma espécie podem ter caraterísticas diferentes (tal como os membros individuais da espécie Homo sapiens variam em caraterísticas como a cor da pele, a estatura, etc.). Isto é especialmente importante quando se rastreia a propagação epidémica de um organismo na comunidade ou nas enfermarias de um hospital (como rastrear um criminoso numa vasta população). O rastreio de um organismo deste tipo pode ser efectuado através da diferenciação de estirpes, utilizando os seguintes procedimentos de tipagem:

❖ **Serotipagem**: diferencia as bactérias de acordo com a estrutura antigénica

❖ **Biotipagem:** diferencia as bactérias de acordo com a reatividade bioquímica

❖ **Tipagem de fagos:** diferencia as bactérias com base na suscetibilidade a um painel de bacteriófagos conhecidos (vírus que matam bactérias)

❖ **Tipagem de bacteriocinas:** as bacteriocinas são proteínas potentes de bactérias que inibem o crescimento de outros membros da mesma classe de espécies; pode ser utilizado um painel de bacteriocinas para testar a suscetibilidade de um organismo de teste e o perfil assim obtido pode ser utilizado para tipagem.

Tipagem genética

Os métodos de tipagem genética são altamente discriminatórios em comparação com os anteriores, sendo utilizados tanto nos laboratórios de diagnóstico como nos de investigação para detetar a clonalidade de organismos relativamente a micróbios de um surto de origem comum. Se um organismo infecioso surgir de uma única célula-mãe, então, para detetar a linhagem das células-filhas descendentes que são, para todos os efeitos, geneticamente idênticas, podem ser utilizados vários métodos de deteção. Estes incluem: [67]

- **Eletroforese enzimática multilocus (MLEE):** determina a mobilidade diferencial de um conjunto de enzimas solúveis (até 25) utilizando a eletroforese em gel de amido.
- **Eletroforese em gel de campo pulsado (PFGE):** Esta técnica utiliza endonucleases de restrição para clivar o ADN microbiano em fragmentos discretos e estes são separados utilizando instrumentos especializados para gerar um perfil de restrição que representa o cromossoma bacteriano ou fúngico.
- **Polimorfismo de comprimento de fragmentos de restrição (RFLP):** Este método combinado utiliza o número e o tamanho dos fragmentos de restrição e a análise Southern blot.
- **Ribotipagem:** As sequências de RNA ribossómico (rRNA) das bactérias são altamente conservadas. Os polimorfismos nos genes rRNA indicam a linhagem ancestral dos organismos e podem ser detectados por análise Southern blot utilizando sondas preparadas a partir de 16S e 23S rRNA de Escherichia coli.

MÉTODOS IMUNOLÓGICOS

Os métodos imunológicos são úteis em microbiologia de diagnóstico para identificar organismos e detetar anticorpos nos fluidos corporais de um doente (por exemplo, soro, saliva), especialmente quando o organismo não pode ser cultivado em meios laboratoriais. Identificação de organismos utilizando técnicas imunológicas.

Aglutinação

1 .) **Aglutinação em lâmina:** Os anticorpos contra os serótipos específicos do organismo (por exemplo, espécies de Salmonella e Shigella) podem ser utilizados na identificação. Quando uma suspensão dos organismos e algumas gotas do anticorpo específico são misturadas numa lâmina de vidro, a aglutinação visível (aglomeração) do organismo indica uma reação positiva.

2 .) **Aglutinação em látex:** Neste caso, utiliza-se a aglutinação de pérolas de látex

revestidas com o anticorpo específico dirigido contra o organismo desconhecido, como acima referido (por exemplo, *Neisseria meningitidis, Haemophilus influenza, a levedura Cryptococcus neoformans)* [67]

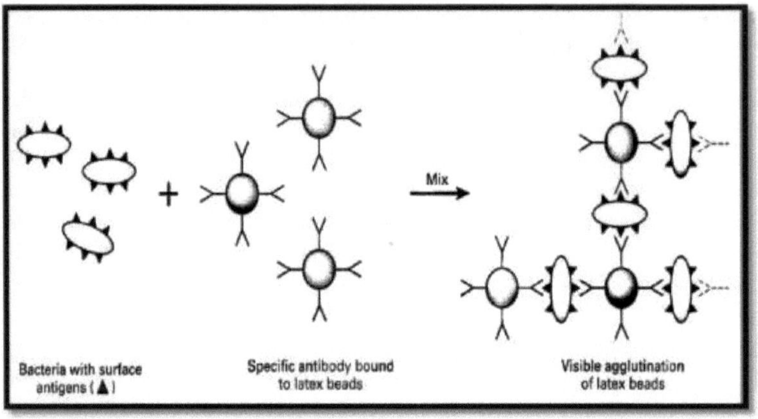

Fig. 34 Prova de aglutinação em látex: misturam-se pérolas de látex revestidas com um anticorpo específico conhecido (por exemplo, *Haemophilu5 influenza*) com uma suspensão de organismos desconhecidos; a aglutinação visível das pérolas ocorre instantaneamente se a identidade for positiva.

IMUNOFLUOROSCÊNCIA

Se um organismo for exposto ao anticorpo específico marcado com um corante fluorescente, o organismo liga-se ao anticorpo e pode ser visualizado através de um microscópio ultravioleta. Os princípios das técnicas de imunofluoroscência direta (numa fase) e indireta (em duas fases) são apresentados na figura.

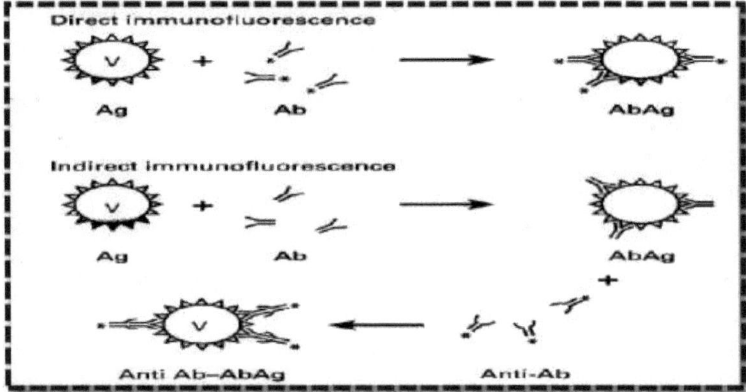

Fig: 35 Princípios da imunofluoroscência direta (uma etapa) e indireta (duas etapas) Técnicas. Este exemplo ilustra a deteção de um antigénio viral (por exemplo, *herpes simplex*) Etiqueta de imunofluorescência; V, antigénio viral; Ag, antigénio, Ab, anticorpo.

Ensaio de imunoabsorção enzimática

O ensaio de imunoabsorção enzimática **(ELISA)** é uma modificação do teste acima referido, em que o corante fluorescente ligado ao anticorpo é substituído por uma enzima. O organismo liga-se ao anticorpo e à enzima marcada, e a quantidade de enzima ligada pode então ser demonstrada por reação com o substrato da enzima. Trata-se de um teste muito popular.

Investigação laboratorial relacionada com a terapia antimicrobiana

Uma vez identificado o agente patogénico putativo a partir de uma amostra, a sua sensibilidade antimicrobiana pode ser prevista com algum grau de precisão, com base na experiência anterior e nos dados disponíveis. A prescrição desta forma é designada por terapêutica empírica (por exemplo, com base na sensibilidade dos *estafilococos* à flucloxacilina). No entanto, é essencial basear a terapêutica racional nos resultados dos testes laboratoriais de antibióticos realizados no agente patogénico isolado.

Suscetibilidade dos organismos aos agentes antimicrobianos

Em microbiologia clínica, um micróbio é considerado sensível (ou suscetível) a um agente antimicrobiano se for inibido por uma concentração do medicamento normalmente obtida em tecidos humanos após uma dose terapêutica padrão. O inverso é verdadeiro para um organismo resistente. Os organismos são considerados intermédios em termos de suscetibilidade se a concentração inibidora do agente antimicrobiano for ligeiramente superior à obtida com uma dose terapêutica.

Testes laboratoriais de sensibilidade antimicrobiana

A ação de um medicamento antimicrobiano contra um organismo pode ser medida:

- Qualitativamente (testes de difusão em disco)
- Quantitativamente (testes de concentração inibitória mínima (CIM) ou de concentração bactericida mínima (CBM)).

Teste de difusão em disco

O teste de difusão em disco é o método mais comummente utilizado para testar a sensibilidade de um microrganismo a um agente antimicrobiano. [66]

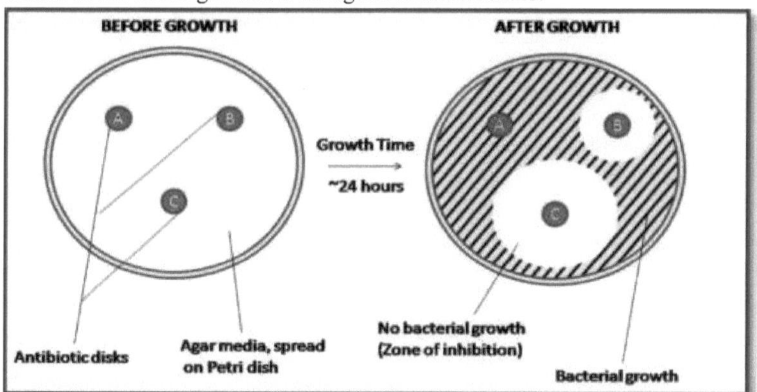

Fig: 36 Teste de sensibilidade aos antibióticos

AVALIAÇÃO DA CONCENTRAÇÃO INIBITÓRIA MÍNIMA (MIC) & CONCENTRAÇÃO BACTERICIDA MÍNIMA (CBM)

Método: Uma gama de diluições a dobrar de um agente antimicrobiano pode ser incorporada num caldo adequado numa série de tubos (técnica de diluição em tubo). O caldo é inoculado com uma suspensão padronizada do organismo testado e incubado durante 18 h. A concentração mínima do medicamento que inibe o crescimento do organismo testado no tubo é registada como a CIM, ou seja, a concentração mais baixa que inibirá o crescimento visível in vitro. Subsequentemente, os inóculos padrão I de cada um dos tubos em que não se registou crescimento podem ser subcultivados em ágar sangue para determinar a concentração mínima do medicamento necessária para matar o organismo (MBC). A CBM é definida como a concentração mínima do medicamento que mata 99,9% dos microrganismos testados no inóculo original. Estes testes não são realizados por rotina, mas são úteis em doentes com infecções graves em que é essencial uma terapia antimicrobiana óptima. [66]

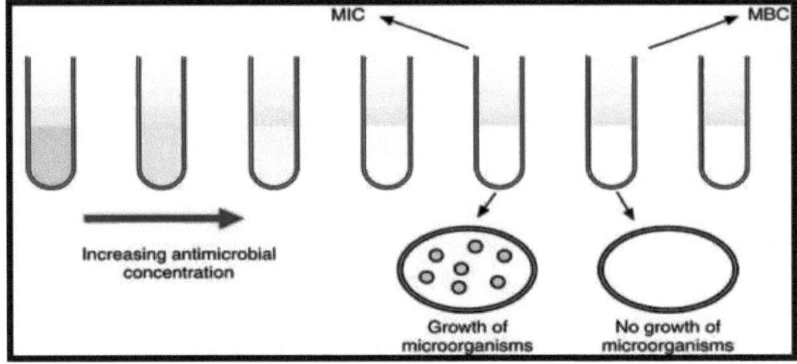

Fig: 37 Concentração inibitória mínima (CIM) & Concentração bactericida mínima (CBM) por macrodiluição em caldo.

ISOLAMENTO LABORATORIAL E IDENTIFICAÇÃO DO VÍRUS

As técnicas de isolamento e identificação de vírus são significativamente diferentes das técnicas bacteriológicas. Os procedimentos laboratoriais para o diagnóstico de infecções virais são de quatro tipos principais:

1. Exame microscópico direto dos tecidos do hospedeiro para detetar alterações citopatológicas caraterísticas e/ou a presença de antigénios virais.
2. Isolamento e identificação de vírus a partir de tecidos, secreções ou exsudados.
3. Deteção de anticorpos ou antigénios específicos do vírus no soro dos doentes
4. Métodos de amplificação molecular para o diagnóstico rápido de vírus.

1.) Microscopia direta do material clínico: A microscopia direta é o método mais rápido de diagnóstico. O vírus ou o antigénio do vírus podem ser detectados em tecidos de lesões, amostras de fluidos aspirados ou excreções do doente. As técnicas comuns utilizadas são: **microscopia eletrónica**, um instrumento de diagnóstico comum utilizado na identificação provisória do vírus numa base morfológica, embora seja necessário realizar outros testes para confirmar o tipo de vírus (por exemplo, amplamente utilizado no exame de amostras de fezes na diarreia infantil).

- **Serologia:** os testes incluem técnicas de imunofluoroscência e imunoperoxidase, que utilizam normalmente anticorpos monoclonais antivirais.

2 .) Isolamento e identificação a partir de tecidos

Os vírus não se desenvolvem em meios inanimados e devem ser cultivados em células vivas. Uma vez que nenhum tipo de célula hospedeira suporta o crescimento de todos os vírus, foram desenvolvidos vários métodos diferentes de cultura de vírus:

- Células de cultura de tecidos - o sistema mais barato e mais popular

Por exemplo, células renais de macaco, células renais de hamster bebé

- Ovos embrionados - desatualizado
- Animais de laboratório (por exemplo, ratos em aleitamento) - dispendiosos, raramente utilizados.

3 .) Cultura de tecidos

Após a inoculação de uma monocamada de cultura de tecidos com uma amostra clínica, esta é examinada diariamente para deteção de provas microscópicas de crescimento viral, durante cerca de 10 dias. Os vírus produzem diferentes tipos de alterações degenerativas ou efeitos citopáticos, como o arredondamento das células e a formação de redes ou sincícios, em células susceptíveis. O tipo de célula que suporta o crescimento do vírus e a natureza do efeito citopático ajudam a identificar os vírus individuais (por exemplo, os herpesvírus que crescem em células renais de macaco produzem células fundidas em que os núcleos se agregam para formar células gigantes multinucleadas).

O tempo necessário para que o efeito citopático seja observado pode variar de 24 h até vários dias, consoante a estirpe do vírus e a concentração do inóculo.

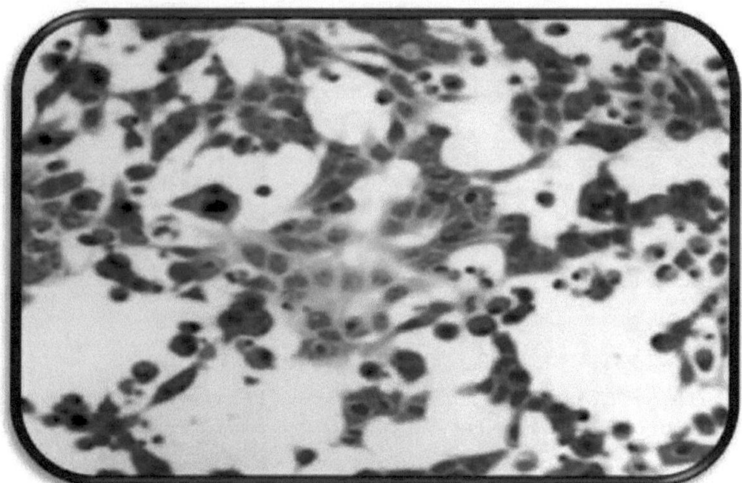

Fig: 38 EFEITOS CITOPÁTICOS CAUSADOS PELO ADENOVÍRUS

4 .) Serodiagnóstico de infecções virais

Muitas infecções virais produzem um curto período de doença aguda em que ocorre a disseminação viral e, depois disso, é difícil cultivar amostras virais a partir de amostras clínicas. Por conseguinte, o diagnóstico de infecções virais por serologia é amplamente utilizado.

O diagnóstico de uma infeção viral recente depende de:

1. Demonstração de anticorpos de imunoglobulina M (IgM):

Estes são os primeiros anticorpos a aparecer após a infeção e, se estiverem presentes, indicam inequivocamente uma doença recente. Estão disponíveis vários testes que incluem a deteção de IgM anti-humana utilizando técnicas ELISA e de imuno-fluorescência.

2. Demonstração de um título crescente de anticorpos:

Para tal, é essencial a recolha atempada de um par de amostras de sangue, uma na fase aguda e outra na fase de convalescença da doença. O soro da fase aguda deve ser colhido o mais cedo possível quando se suspeita da doença, enquanto o soro da fase convalescente é colhido quando o doente recupera, normalmente cerca de 10-20 dias após a colheita da primeira amostra.

Os resultados dos testes serológicos são interpretados através da comparação dos títulos de anticorpos do soro agudo e do soro convalescente. O título de anticorpos é definido como o recíproco da diluição mais elevada do soro que apresenta atividade de anticorpos, num determinado teste (por exemplo, se o soro do doente apresentar atividade de anticorpos quando diluído de I em 64, então o título de anticorpos é 64). Um aumento superior a quatro vezes no título entre as amostras agudas e convalescentes é considerado um resultado positivo, indicando que o doente teve uma doença aguda devida ao vírus específico. [67]

Tabela: 19 Métodos de amplificação molecular para o diagnóstico rápido de vírus

Métodos de amplificação molecular para o diagnóstico rápido de vírus

métodos de amplificação molecular para o diagnóstico rápido de vírus

Exemplo clínico	Amostra para exame direto	Organismo	Comentário
Hepatite C	Soro (congelado)	Vírus da hepatite C	Deteção do ARN do vírus da hepatite C através de um método comercial de PCR
HV-1 e VIH-2 infeção	Sangue com EDTA	VIH-1 e VIH-2	Diagnóstico da infeção pelo VIH em bebés ou adultos quando os testes serológicos são difíceis de interpretar
Tuberculose	Escarro	Mycobacterium tuberculosis	Recomendado para casos positivos de baciloscopia de expetoração; métodos comerciais padrão de PCR - particularmente úteis para doentes imunocomprometidos ou quando as caraterísticas clínicas atípicas da TB
Lepra	Biópsia de tecido	Mycobacterium leprae	Método PCR disponível no centro de referência para detetar este organismo não cultivável

RNA, ribonucleico; PCR, reação em cadeia da polimerase; VIH, vírus da imunodeficiência humana; EDTA, ácido etilenodiaminotetracético; TB, tuberculose

CAPÍTULO 9

DIAGNÓSTICO DE INFECÇÕES FÚNGICAS

Estes princípios de diagnóstico das doenças fúngicas são essencialmente os mesmos que para as infecções bacterianas e virais. As doenças fúngicas podem ser diagnosticadas por:

- Exame de amostras por microscopia
- Cultura e identificação do agente patogénico
- Investigações serológicas (tanto para o antigénio como para o anticorpo)
- Métodos de diagnóstico molecular [69]

Infecções por cândida

Esfregaços, zaragatoas e amostras de enxaguamento oral são as amostras comuns recebidas no laboratório para o diagnóstico de infecções por candidíase oral. Para tal, a lesão é amostrada com uma zaragatoa seca e é feito um esfregaço imediatamente a seguir (o esfregaço é feito raspando a lesão com a extremidade de um instrumento plano de plástico e transferindo a amostra para uma lâmina de vidro para microscópio). Em doentes com possível estomatite de dentadura associada a Candida, deve ser efectuado um esfregaço da superfície de encaixe da dentadura, bem como uma zaragatoa. No laboratório, o esfregaço é corado com a coloração de Gram ou com o reagente ácido periódico de Schiff (PAS) e examinado microscopicamente para visualizar as hifas e/ou *blastosporos* (sinónimo: *blastoconidia,* fase de levedura) de Candida. A sua presença em grande número sugere infeção. As zaragatoas são cultivadas em meio Sabouraud e incubadas durante 48-72 h, altura em que *a Candida albicans* aparece sob a forma de grandes colónias convexas de cor creme. Podem ser identificadas outras espécies de Candida que co-infectam com a *C. albicans* (por exemplo, *C. glabrata, C. krusei*) se a amostra for cultivada em meios comercialmente disponíveis, como o ágar CHROM ou o ágar Pagano-Levin, nos quais as diferentes espécies produzem colónias com cores e tonalidades variáveis. As leveduras assim obtidas são especificadas através de testes de fermentação e assimilação de açúcar e do teste do tubo germinativo. Este último é um teste rápido útil para diferenciar *a C. albicans* e *a C. dublin iensis* das outras *espécies de Candida,* como *a C. glabrata* e *a C. krusei.* [70]

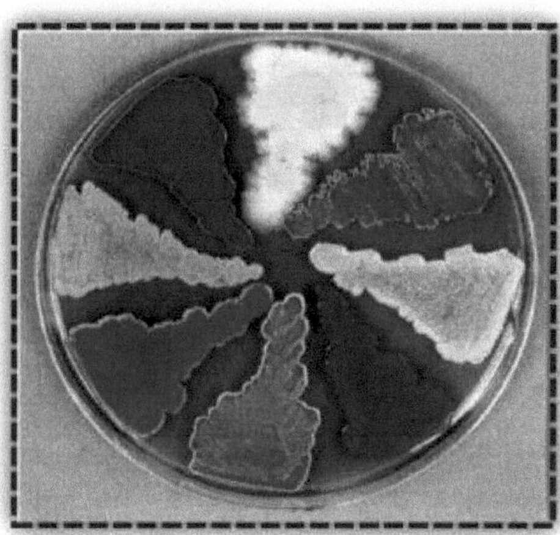

Fig: 39 Crescimento de diferentes espécies de *Candida* em Pagano-Levin

ágar, exibindo colónias de cores e tonalidades variáveis.

Teste do tubo germinativo

Um pequeno inóculo da levedura isolada é incubado em soro a 37°C durante cerca de 3 h e algumas gotas da suspensão são depois examinadas microscopicamente. Praticamente todas as estirpes de *C. albicans e C.* dubliniensis produzem extensões curtas e cilíndricas denominadas "tubos germinativos", ao contrário das outras espécies de *Candida*, que não apresentam esta caraterística.

1 .) *Candida albicans* e *C dubliniensis* produzem extensões cilíndricas curtas chamadas **'Tubos de Germe'** quando incubados em soro (3 h, 3rC). (ver fig.40)

2 .) Outras espécies de *Candida* são negativas para o tubo germinativo e precisam de ser identificadas por reacções de fermentação e assimilação de açúcar. [71] (ver fig.40)

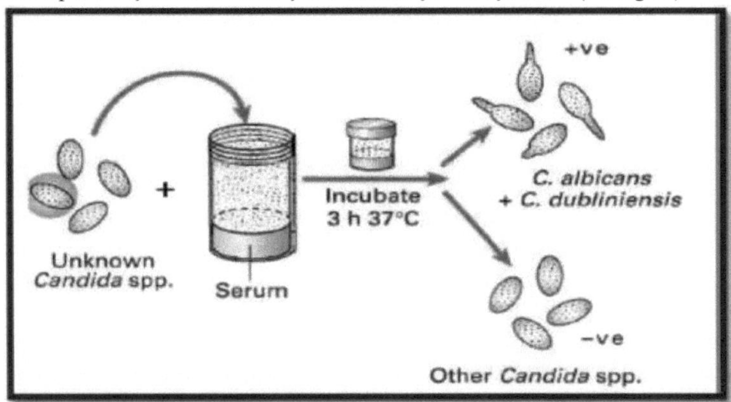

Fig: 40 Teste do tubo germinativo:

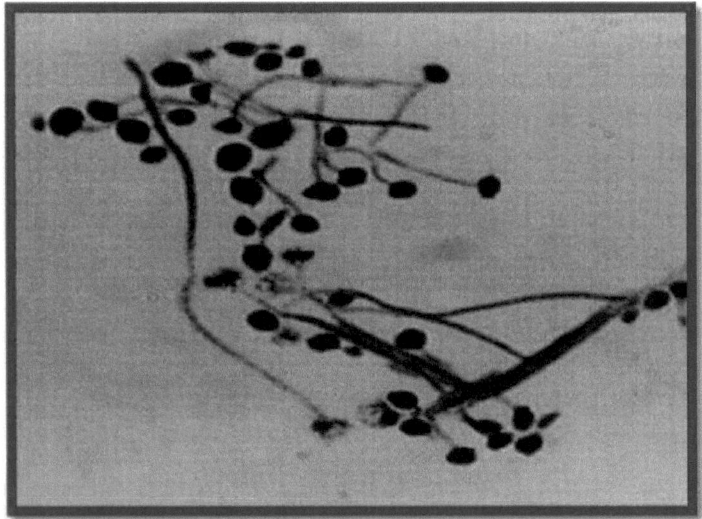

Fig: 41 Tubos germinativos de *Candida albicans* após coloração de Gram

Histopatologia

As biópsias incisionais e excisionais são úteis no diagnóstico de lesões brancas orais persistentes que se pensa estarem relacionadas com a infeção por Candida. Uma vez que uma proporção significativa das lesões leucoplásicas crónicas por Candida são pré-malignas, é essencial realizar uma biopsia para além de uma zaragatoa se a lesão não desaparecer após a terapêutica antifúngica. [72]

Outros exames laboratoriais

Por vezes, as infecções crónicas por Candida estão associadas a anomalias nutricionais e hematológicas, pelo que devem ser efectuados exames laboratoriais adequados (por exemplo, níveis de ferro e vitaminas).

CONCLUSÃO

A boca contém superfícies mucosas distintas (lábios, bochecha, língua, palato) e, exclusivamente, superfícies não mucosas (dentes) para colonização microbiana. Cada superfície alberga uma microflora diversa mas caraterística, cuja composição e metabolismo são ditados pelas propriedades biológicas de cada local. A microflora oral residente desenvolve-se de forma ordenada através de ondas de sucessão microbiana (tanto autogénica como alogénica). As espécies pioneiras (muitas das quais são estreptococos produtores de proteases sIgA) colonizam as superfícies revestidas de saliva através de interações estereoquímicas específicas, adesinas-receptores. O metabolismo destes organismos modifica as condições ambientais locais, facilitando a fixação e o crescimento subsequentes de colonizadores posteriores e mais exigentes. Eventualmente, desenvolve-se uma comunidade de biofilme estável, que desempenha um papel ativo (a) no desenvolvimento normal da fisiologia do habitat e (b) nas defesas inatas do hospedeiro (resistência à colonização). Assim, ao considerar as opções de tratamento, os clínicos devem estar conscientes da necessidade de manter as propriedades benéficas da microflora oral residente.

No futuro, poderá ser possível orientar o tratamento mais especificamente para determinados "agentes patogénicos" (por exemplo, imunoterapia), ou poderão ser utilizadas abordagens mais imaginativas para prevenir a doença. Por exemplo, pode ser possível eliminar as pressões ambientais que favorecem a seleção dos organismos associados à doença, e podem estar disponíveis "prebióticos" (agentes que incentivam o crescimento da microflora normal) e "probióticos" (a utilização deliberada de organismos para restaurar a resistência à colonização). Atualmente, estas abordagens estão a ser cada vez mais favorecidas por aqueles que tentam melhorar as propriedades naturais da microflora intestinal. Neste contexto, o resultado dos actuais ensaios clínicos com estirpes de *S. mutans* produtoras de bacteriocinas, não acidogénicas mas altamente competitivas (terapia de substituição) será de grande relevância. [73]

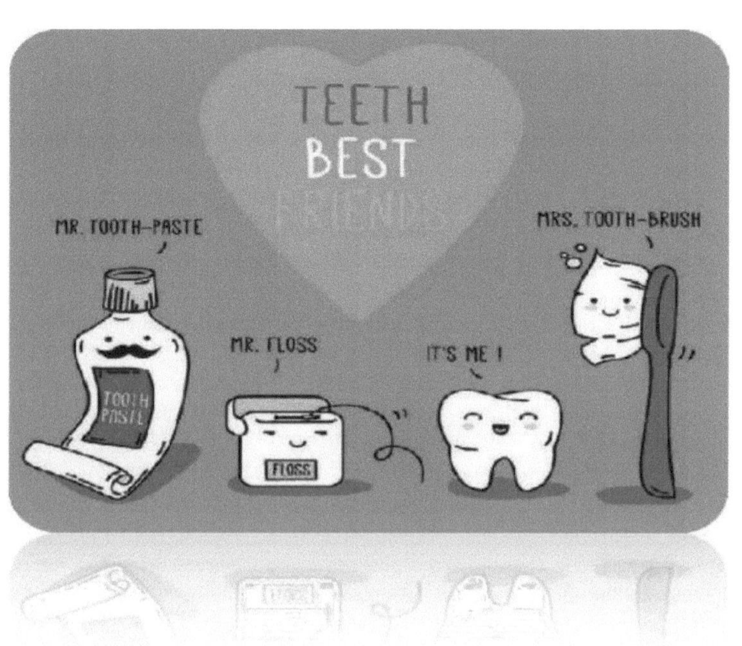
TEETH
BEST
FRIENDS
MR. TOOTH-PASTE
TOOTH PASTE
MR. FLOSS
FLOSS
IT'S ME !
MRS. TOOTH-BRUSH

REFERÊNCIAS

1. Samaranayake L. flora oral normal e o ecossistema oral. Dent Clin N Am 61 (2017) 199-215.

2. Scapoli L, Girardi A. Microflora oral e doença periodontal: nova tecnologia para o diagnóstico em medicina dentária. Ann Stomatol (Roma) 2013 Abr-Jun; 4(2): 170-17.

3. Dewhirst FE, Chen T, Izard J, *et al* O microbioma oral humano. J Bacteriol 2010; 192(19):5002-17.

4. Kuramitsu HK, He X, Lux R *et al.* Interações interespécies nas comunidades microbianas orais. Microbiol Mol Biol Rev 2007 71: 653- 670.

5. Aas JA, Paster BJ, Stokes LN, *et al.* Definição da flora bacteriana normal da cavidade oral. J Clin Microbial 2005 43:5721- 5732.

6. Role of the Oral Microflora in Health From the Research Division, Centre for Applied Microbiology & Research, Salisbury, SP4 0JG, and Division of Oral Biology & Microbial Ecology in Health and Disease. 2000; 12: 130-137

7. Alexander M Ecologia microbiana.1971

8. Murray, PR, MA *et al.* Morfologia bacteriana e estrutura e síntese da parede celular; e metabolismo e crescimento bacteriano. Em *Microbiologia Médica* (3ª ed.) 1998

9. Kuramitsu HK, Ellen. Crescimento e nutrição como factores ecológicos. RP (eds) Oral bacterial ecology. The molecular basis. Horizon Scientific Press, Wymondham, Carlsson J 2000 p 67-130.

10. Wade, WG. Bactérias não cultiváveis em populações comensais complexas. Avanços em Microbiologia Aplicada *2004* 54, 93-106.

11. Mims, C, Playfair, J, Roitt, *et al.* Microbes and Parasites; and the host-parasite response. Em Medical microbiology (2ª ed.) 1998.

12. Villareal, LP. Os vírus e a evolução da vida. 2005.

13. Percival RS. Changes in oral microflora and host defences with advanced age Microbiologia e manifestações clínicas do envelhecimento. Springer, 2009 131-152.

14. Mager DL, Ximenez-Fyvie LA, Haffajee AD, *et al.* Distribuição de espécies bacterianas selecionadas em superfícies intra-orais. J Clin Periodontol 2003 30:644-654.

15. Diaz PI, Chalmers NI, Rickard AH *et al.* Caracterização molecular da microflora oral específica do indivíduo durante a colonização inicial do esmalte. Appl Environ Microbiol 2006 72:2837-2848.

16. Kononen E. Desenvolvimento da flora bacteriana oral em crianças pequenas. Ann Med 2000 32:107-112.

17. Bowden, GHW, Hamilton *et al.* Sobrevivência das bactérias orais. Critical Reviews In Oral Biology and Medicine 1998 9, 54-58.

18. Aframian DJ, Davidowitz T, Benoliel R *et al.* A distribuição dos valores de pH da mucosa oral em secretores de saliva saudáveis. Oral Dis 2006 12:420- 423.

19. Wilson M. Microbial inhabitants of humans. A sua ecologia e papel na saúde e na doença 2005.

20. Darveau R. Oral innate host defense responses: interactions with microbial communities and their role in the development of disease. The molecular basis. Horizon Scientific Press, Wymondham, 2000 p 169-218.

21. Diaz PI, Rogers AH. O efeito do oxigénio no crescimento e na fisiologia de *Porphyromonas gingivalis*. Oral Microbiol Immunol 2004 19:88-94.

22. Delima AJ, van Dyke TE. Origin and function of the cellular components in gingival crevicular fluid (Origem e função dos componentes celulares no fluido crevicular gengival). Periodontologia 2000 31:55-76.
23. Devine DA, Cosseau C. Peptídeos antimicrobianos de defesa do hospedeiro na cavidade oral. Adv Appl Microbiol 2008 63:281-322.
24. Pranay Jain, Priyanka Sharma. Probióticos e a sua eficácia na melhoria da saúde oral: A Review Journal of Applied Pharmaceutical Science 2012 Vol. 2 (11), pp. 151-163, novembro, ISSN 2231-3354
25. Aas JA, Barbuto SM, Alpagot T *et al.* Microbiota da placa subgengival em pacientes VIH positivos. J Clin Periodontol 2007 34: 189-195.
26. Shankargouda Patil, Roopa S, DS Sanketh, *et al.* Flora microbiana nas doenças orais. Jornal de prática dentária contemporânea, janeiro de 2013 10024-1477.
27. Batabyal B, Chakraborty S, Biswas S. *et al.* Papel da microflora oral na população humana: uma breve revisão. IJPLS 2012; 3(12):2220-2227.
28. J. of Pharm. & Life Sci. (IJPLS), Vol. 3, Issue 12: December: 2012, 2220-2227.
29. Arvind Babu, Rajendra Santosh. Epidemiologia das infecções orais e maxilofaciais. DDSe Dent Clin N Am 61 (2017)217- 233.
30. Saúde oral: Ficha de informação N 318. 2012. Acedido em 21 de setembro de 2016.
31. Lamont R, Jenkinson H. A cárie como uma doença infecciosa. Oral microbiology at glance. 1ª edição. 2010. p. 1-8.
32. Neville BW, Damm DD, Allen CM, *et al.* Patologia oral e maxilofacial. 2ª edição. Philadelphia: WB Saunders Co; 2002.
33. Divya Singla,0Arun Sharma, Vinod Sachdev, *et al.* Distribuição de *Streptococcus mutans* e *Streptococcus sobrinus* na placa dentária de crianças pré-escolares indianas usando PCR e meio de ágar SB-20M. Clin Diagn Res. 2016 Nov; 10(11): ZC60-ZC 63.
34. Nanda J, Sachdev V, Sandhu M, *et al.* Correlação entre a experiência de cárie dentária e a contagem de *estreptococos mutans* utilizando a saliva e a placa bacteriana como indicadores de risco microbiano em crianças de 3-8 anos de idade. Um estudo transversal. J Clin Exp Dent. 2015;7: 114-118.
35. Aufield PW, Cutter GR, Dasanayake AP.*et al.* Initial acquisition of *mutans streptococci* by infants: evidence for a discrete window of infectivity. J Dent Res 1993; 72(1):37- 45.
36. Christersson LA, Wikesjo UM, Albini B, *et al.* Localização tecidular de *Actinobacillus actinomycetemcomitans* na periodontite humana: II. Correlação entre as técnicas de imunofluorescência e cultura. J Periodontal. 1987;58:540-5
37. Loesche WJ. O papel do *Streptococcus mutans* na cárie dentária humana. Microbiol Rev. 1986;50:353.
38. Badet C, Thebaud ND. Ecologia dos Lactobacilos na Cavidade Oral: Uma Revisão da Literatura. Open Microbiol J 2008;2:38-48.
39. Baden, E. Patologia ambiental dos dentes. In: Thoma "s Oral Pathology: Mosby, St Louis; 1970:184.
40. Radhey Shyam, IBC Manjunath, Adarsh Kumar *et al.* Avaliação do espetro da cárie dentária entre crianças de 11 a 14 anos que frequentam a escola na Índia. J Clin Diagn Res. 2017 Jun; 11(6): ZC78-ZC81.
41. Sharma V, Gupta N, Arora V, *et al.* Caries experience in permanent dentition among 11-14 years old school children in Panchkula distric (Haryana) India. Int J Sci Stud. 2015;3(1):112-15.

42. Madhumitha, Mohanraj, V.Ratna, *et al.* Métodos de diagnóstico para a deteção precoce da cárie dentária Uma revisão. revistas internacionais de Pedodonticsrehabilitation, 2016 Volume: 1, Edição: 1, Página: 29-36.
43. M. Braga, Kim R., Ekstrand *et al.* Deteção, Avaliação da Atividade e Diagnóstico da Cárie Dentária. Lesions Mariana Dent Clin N Am 54 (2010) 479- 493.
44. Shivakumar KM, Prasad S, Chandu GN. *et al.* Sistema internacional de deteção e avaliação de cáries: Um novo paradigma na deteção de cáries dentárias. J Conserv Dent. 2009;12(1):10-16.
45. Fcjerskov O, Ekstrand,], Burt *et al.* Fluoride in dentistry. (2ª ed.). 1996
46. Bowen, WH, Tabak, *et al.* LA (eds). Cariology for the nineties. 1993
47. Olsen L. Periodontite, Patogénese e Progressão: Respostas Celulares mediadas por miRNA a Porphyromonas Gingivali J Oral Microbiol 9 (1), 1333396. 2017 Jun 12.
48. Anirban Chatterjee, Hirak Bhattacharya *et al.* Probiotics in periodontal health and disease. J Indian Soc Periodontal. 2011 Jan-Mar; 15(1): 23-28.
49. Socransky, SS, e Haffajee, *et al.* AD, Microbiology oF periodontal disease 2003.
50. Lindhe, J, Karring, T, Lang, *et al.* NP (eds) Clinical periodontology and implant dentária (4ª ed.). 2004
51. Slots, J Microflora do sulco gengival saudável do homem. Scandinavian Journal of Dental Research 1997 85, 247-254.
52. Esrafil Balaei G, Mohammad A, Rahib A, *et al.* Flora microbiana dos canais radiculares de dentes infectados pela polpa: Enterococcus faecalis a Prevalent Species. Dent Clin Dent Prospects. inverno de 2009; 3(1): 24-27
53. Dahlen, G, Moller, AJR *et al.* Microbiologia das infecções endodônticas. (In *Comtemporary oral microbiology and immunology,* Ch. 24. Mosby Year Book, 5t Louis), 1992
54. Júnior EGJ. Microbiota associada a infecções dos maxilares. Revista Internacional de Odontologia 2012; 1-8.
55. Robertson D, Smith AJ. A microbiologia do abcesso dentário agudo. Jornal de Microbiologia Médica 2009; 58:155-162.
56. Kumar GR, Syed BA, Prasad N, *et al.* Osteomielite supurativa crónica da região subcondilar: relato de um caso. Int J Clin Pediatr Dent 2013; 6(2):119-123
57. Mitchell DA. An introduction to oral and maxillofacial surgery. 2006 (Oxford University Press, Oxford)
58. Patankar A, Dugal A, Kshirsagar R. *et al.* Avaliação da flora microbiana em infecções do espaço orofacial de origem odontogénica. Natl J Maxillofac Surg 2014;5:161-5.
59. Yuvaraj V, Alexander M, Pasupathy S. *et al.* Microflora em infecções maxilofaciais - uma mudança ? J Oral Maxillofac Surg. 2012 Jan;70(1):119-25.
60. Florent Valour, Agathe Sënëchal, CëHпе Dupieux *et al* .Actinomicose: etiologia, caraterísticas clínicas, diagnóstico, tratamento e gestão. J. Infect Drug Resist. 2014; 7: 183-197.
61. Duprey K, Rose J, Fromm C *et al.* Angina de Ludwig. Int J Emerg Me 2010; 3:201-202.
62. Laliytha Kumar Bijai, Venkatesh Jayaraman *et al.* Sialadenite Bacteriana Crónica - Um Relato de Caso. Cirurgia Oral, Medicina Oral, Radiologia Oral, 2013, 1(1), pp 1-3
63. AG Deepa, Bindu J Nair, TT Sivakumar, *et al.* Infecções fúngicas oportunistas pouco comuns da cavidade oral: A review. J Oral Maxillofacial Pathol. 2014 May-Aug; 18(2): 235-243

64. Infecções fúngicas da mucosa oral Artigo no jornal indiano de investigação dentária: publicação oficial da Sociedade Indiana de Investigação Dentária - setembro de 2012 -
65. Collee, JG, Frase BP *et al.* Practical medical microbiology. (14ª ed.) 1996.
66. De la Maza, LM, Pezzlo, MT, *et al.* Atlas colorido de microbiologia diagnóstica. 1997.
67. Mims, C, Playfair, J, Roitt, *et al.* Princípios de diagnóstico das manifestações clínicas. In Medical microbiology (2nd edn), 1998 sect.13.
68. Scully, C, Samaranayake, LP et al. Virologia clínica. Oral medicine and dentistry, *1992* Ch. 4.
69. Williams DW, Lewis MA Isolamento e identificação de *Candida* da cavidade oral. Oral Dis. 2000 6:3-11.
70. Stefanopoulos PK, Kolotronis AE. The clinical significance of anaerobic bacteria in acute orofacial infection (O significado clínico das bactérias anaeróbias na infeção orofacial aguda). Oral Surg Oral Med Oral Pathol, Oral1Radiol Endod 2004 98: 398-408.
71. Muzyka B, Epifanio R. Atualização sobre infecções fúngicas orais. Dent Clin North Am 2013; 57(4):561-81.
72. Baddley JW, Winthrop KL, Patkar NM, *et al.* Distribuição geográfica de infecções fúngicas endémicas entre pessoas idosas, Estados Unidos. Emerg Infect Dis 2011; 17(9):1664-9.
73. Philip D. Marsh. Role of the Oral Microflora in Health, Microbial Ecology in Health and Disease. 2009 12:3, 130-137,

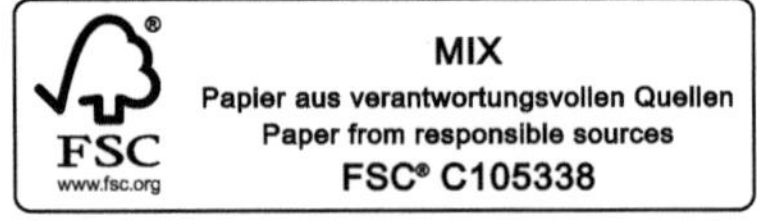

Printed by Books on Demand GmbH, Norderstedt / Germany